精神
心理
健康
系列
丛书

Mental Health

恢复情绪稳定的
实用辩证行为疗法技能

12周辩证行为疗法手册

[美] 瓦莱丽·邓恩·麦克比　著

邹会静　译　刘忠纯　主审

U0383313

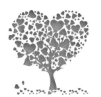

The 12–Week
DBT
Workbook

Practical Dialectical Behavior
Therapy Skills to Regain Emotional Stability

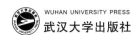

WUHAN UNIVERSITY PRESS
武汉大学出版社

图书在版编目（CIP）数据

恢复情绪稳定的实用辩证行为疗法技能:12周辩证行为疗法手册/
（美）瓦莱丽·邓恩·麦克比著;邹会静译.—武汉:武汉大学出版社,2023.12
精神心理健康系列丛书
ISBN 978-7-307-24151-0

Ⅰ.恢…　Ⅱ.①瓦…　②邹…　Ⅲ.认知—行为疗法—手册
Ⅳ.R749.055-62

中国国家版本馆 CIP 数据核字（2023）第 222435 号

责任编辑:李　玚　　责任校对:鄢春梅　　整体设计:韩闻锦

出版发行:**武汉大学出版社**　　（430072　武昌　珞珈山）
　　　　（电子邮箱:cbs22@ whu.edu.cn 网址:www.wdp.com.cn）
印刷:武汉科源印刷设计有限公司
开本:787×1092　1/16　印张:11　字数:218 千字　插页:1
版次:2023 年 12 月第 1 版　　2023 年 12 月第 1 次印刷
ISBN 978-7-307-24151-0　　定价:40.00 元

献给我的奥伦、犹大和阿利拉，是你们让我保持专注；我的父母，你们是辩证冲突导致美好事物的杰出例子；以及我的来访者，你们允许我一同前行。

——作者：瓦莱丽·邓恩·麦克比（Valerie Dunn McBee）

译 者 序

亲爱的读者：

在现代这个充满挑战与压力的社会，心理健康问题已经成为社会热点。焦虑、抑郁、情感问题及其他精神心理困扰正影响着数以百万计的人们。面对这一现实，我们需要寻找有效的方法来促进自身的情绪健康，以更好地适应这个世界。

本书的译者，瓦莱丽·邓恩·麦克比（Valerie Dunn McBee）女士，是一位执业临床社会工作者和执业心理治疗师，同时还在美国佐治亚大学担任兼职讲师。她积累了丰富的经验，特别擅长处理抑郁、焦虑、行为问题和情感障碍等精神心理问题，拥有辩证行为疗法和创伤敏感瑜伽等心理疗法领域的专业知识。

辩证行为疗法，作为一种广泛应用于心理治疗领域的方法，具有巨大的潜力，可以帮助我们改变那些导致自我破坏的思维和情感，用更加健康和有效的方式来面对生活中的挑战，建立与我们的个人价值观和目标相一致的生活。

这本书的原文版本于2022年5月首次出版，一经发售就取得了巨大的成功。它为大众提供了一个深入学习辩证行为疗法核心概念和实践技能的机会。本书将引导读者逐步学习辩证行为疗法的原则，掌握正念、痛苦忍受、情绪调节和人际效能等技巧，有助于培养更强的自我意识和更健康的人际关系。

值得一提的是，中文读者在获得关于辩证行为疗法的信息方面相对匮乏。因此，将这本书翻译成中文并出版对中文读者而言是一项非常有意义的事情。通过学习实用而有效的辩证行为疗法技能，读者可以提高情绪调节能力，积极地改变自己的生活，促进心理健康，提升幸福感。

这本书的翻译和出版得到了国家自然科学基金青年基金（项目批准号：72304213）和中央高校基本科研业务费专项资金（项目批准号：2042023kf0125）资助。我要由衷感谢那些为本书的翻译与校正工作提供无私帮助的同事，包括杨冰香和刘茜，以及学生敖梦琴、程宇新、何田玉、刘羽佳、吕紫瑶、潘明皓、王凡和王丽（排名不分先后）。他们在完成自己的繁重工作与学习任务的同时，为本书的翻译、校正、修改提供了宝贵的意见，为完成这本书的中文译稿做出了无私的贡献。同时，我要特别感谢武汉大学人民医院的刘忠纯教授，在推动本书的翻译过程中给予了大力支持。

最后，我代表所有的译者，由衷感谢武汉大学出版社对于出版"精神心理健康系列丛书"的组织与协调，以及编辑们对翻译与出版工作的鼓励与支持。

我们深信，所有对辩证行为疗法感兴趣的读者都将会喜欢这本实用的手册，并从中获益。

对于本译著中存在的不足之处，恳请各位读者包容并提供宝贵的反馈。

祝愿您在阅读这本书时能够获得更多心理健康的知识和启发。

邹会静

武汉大学护理学院

2023 年 11 月

序

你拿起这本书可能是因为封面引起了你的兴趣，或者你对自我提升或心理学感兴趣。也许你觉得生活中有一些事情不尽如人意。也许你对辩证行为疗法到底是什么，以及它可能如何帮助你感到好奇。

辩证行为疗法（Dialectical Behavior Therapy，DBT）是一种为那些在情绪和行为方面有显著困扰的人设计的治疗方法，但辩证行为疗法中的技能对所有人都有益处。我们都有情绪、人际关系、需要解决的问题和需要应对的压力，我们都可以从学会活在当下的生活中受益。这是每个人都可用的生活技能，而不仅仅是"面临问题的人"的工具。

我喜欢辩证行为疗法的原因之一是：它实用，但不会把接受治疗的人与其他人区分开来。作为一个热爱过程、旅程、洞见和"顿悟"时刻的治疗师，我对辩证行为疗法结构的热情是有点令人惊讶的。如果你在我职业生涯开始时告诉我，我将成为一名提供结构化、行动导向疗法的行为治疗师，我可能不会相信。现在，17年过去了，我这个不情愿的行为学家，却坚守在这里。

我是循证（以证据为基础的）疗法和实践的忠实拥趸。循证意味着有广泛的研究已经表明，持续提供的干预会产生持续有效的结果。简而言之，我最终走到今天，是因为辩证行为疗法有效。正如人们所说，证据就在改变生活和减轻痛苦的果实中。

虽然我无法亲临治疗现场，但我写这本书的目的是让每个人（包括患者、临床医生和好奇的读者）都能负担得起并使用辩证行为疗法中改变生活的工具，为你提供关于辩证行为疗法是什么、它的用途，以及如何使用它来帮助治疗和管理各种不同疾病的症状的信息概述。无论你正处于人生旅程中的哪个阶段，这本互动式手册都可以为你提供建立辩证行为疗法技能练习所需的基础。无论你是心理治疗的来访者、治疗师，还是只是希望有所改善的人，我都希望你能在这些书页中找到一些有益和有用的内容。

如何使用这本书

这本书旨在为你提供技能和方法，帮助你朝着情绪平衡和自由的方向前进，使你可以按照自己的方式生活，而不是感觉被情绪所控制。本书中的技能并不能替代全面的辩证行为疗法，但它们是辩证行为疗法的重要组成部分，单独使用它们也可能非常有帮助。

在每一章的开头都会提供一段鼓励的话，供你在阅读后续内容时思考。本手册的前几章论述了辩证行为疗法及其目标和结构的一些背景信息，以及关于有效使用本书的一些建议。其余章节介绍了辩证行为疗法的具体技能和一些在日常生活中进行的练习，其中包括可以在本手册或指定的辩证行为疗法日志中完成的书面练习。

你将花费三周的时间学习正念，三周的时间学习痛苦忍受，三周的时间学习情绪调节，三周的时间学习人际效能。总之，这些模块将一起增强你活在当下的能力；渡过危机而不使其恶化；充分体验、调节和回应情绪，而不是对其作出反应；以及在人际交往中更有效地获得你想要的和需要的东西。如果需要的话，请随时参考具体的技能和练习。

重要的安全提醒

这一点将在本书后面再次强调，它非常重要，需要提醒两次。许多接受辩证行为疗法治疗的人所面对的模式和行为可能具有危险性，甚至可能危及生命。自杀倾向和自我伤害是接受辩证行为疗法的人常见的问题，虽然我们不会回避这些话题，但我们也不能掉以轻心。如果你发现自己有伤害自己或结束生命的想法，那么这本书目前提供的支持可能不足以帮助你。如果你正处于危机之中，请寻求紧急服务（120）①或拨打心理援助/自杀预防热线②。我也鼓励你使用本书后面的资源来帮助你找到有资质的辩证行为疗法治疗师，与你一起度过这个过程。希望我们可以为你提供帮助。

---

① 译者注：本书英文版在美国出版，其紧急服务电话为911，该简体中文版中提供的是我国的紧急医疗服务电话。

② 译者注：在美国可拨打国家自杀预防生命线：1-800-273-TALK（8255），我国尚无官方国家层面的心理援助/自杀预防热线，但有多个卫生机构提供该服务，本书在资源部分提供了部分机构的联系方式。

目　录

第一部分

开始之前

　　在辩证行为疗法治疗开始时，最初的几个疗程被称为预备疗程（pre-treatment）。在此期间，参与者会学习辩证行为疗法的内容，以及在辩证行为疗法中如何处理问题。他们还会确定自己的治疗目的和目标并承诺完全参与治疗过程。你可以将本书的第一部分视为你的预备疗程。你将了解辩证行为疗法的基础知识，以及我们如何概念化和处理问题。然后，你就可以决定是否准备好参与到这个过程中，并根据本书提供的一些建议为自己的成功做好准备。我希望你能坚持下来。

第一章

认识辩证行为疗法

Tension is uncomfortable, but balance doesn't exist without it.

紧张是令人不舒服的，但没有它就无法平衡。

本章将介绍辩证行为疗法（Dialectical Behavior Theropy，DBT）的一些背景信息，尤其是 DBT 中的 D 代表什么；还将简要解释构成本书主要内容的技能模块。虽然在一个练习手册中无法充分解释辩证行为疗法，但我希望能让你了解它的起源，以及为什么它如此深奥，让你感受到在事情看似无望时它可以提供的希望感。

什么是辩证行为疗法？

· ·

辩证行为疗法改编自亚伦·贝克（Aaron Beck）的认知行为疗法（Cognitive Behavioral Therapy，CBT），认知行为疗法的基本前提是：为了改变我们的行为，我们需要识别和改变导致这些行为的想法、感觉和信念。辩证行为疗法承认改变行为的价值和重要性，但也认识到某些行为模式极难改变，需要专门的关注和处理。

20世纪80年代，玛莎·莱恩汉（Marsha Linehan）博士在华盛顿大学首次开发辩证行为疗法时，她意识到，对于那些有非常强烈且难以遏制的情绪的人来说，改变他们已学会的某些应对方式会更加困难。她注意到，如果把治疗重点放在需要改变上，人们通常会觉得他们因为自己的问题而被指责。另一方面，如果过于强调接受和理解，人们就会觉得没人理解他们有多痛苦，以及他们有多渴望改善这样的情况。莱恩汉意识到，需要在接受和改变之间保持平衡。

为了建立一种每个人都觉得有价值的生活，辩证行为疗法的参与者在接受和改变的张力驱动下不断前进。在这一过程中使用的一些工具包括行为跟踪和分析、验证、认知修正、情绪暴露、解决问题、应急管理和技能培养。本书将重点关注技能培养。这些都是临床上的说法，意思是当我们试图改变时，我们会动用一切手段来尝试改变我们的想法、情绪和应对方式，让我们走向情感自由。

辩证行为疗法最初是设计用于治疗边缘型人格障碍（Borderline Personality Disorder，BPD）、慢性自杀倾向和自我伤害的。自提出后，它被改编用于许多问题，并证明是有效的，包括抑郁症、情绪障碍、注意力缺陷/多动症（Attention-deficit/hyperactivity Disorder，ADHD）、创伤后应激障碍、饮食障碍、物质使用障碍等。过去30多年的研究试验已经表明，辩证行为疗法对许多以情绪调节障碍为特征的问题都是有效的。研究者也在不同种族、民族和文化的群体中进行了辩证行为疗法研究，证实其对不同年龄、性别和性取向的人都有效。这些技能能让所有人受益。

辩证行为疗法的四个核心原则

随着辩证行为疗法的发展，显然某些行为模式或技能缺陷是许多人共同具有的，为了改变，人们需要学习生活中所有相关领域的新技能。辩证行为疗法被划分为四个核心原则或技能模块——正念、痛苦忍受、情绪调节和人际效能。每个技能模块都旨在解决以下不同类别的问题：

需要解决的问题	模块
注意力不集中、意识和困惑问题，保持当下	正念
冲动、通过问题行为逃避或避免情绪	痛苦忍受
强烈的情绪、情绪变化和消极情绪状态	情绪调节
难以维持人际关系、满足欲望/需求和保持自尊	人际效能

在进行技能培训时，对于临床医生和患者来说，了解辩证行为疗法的以下假设是至关重要的：

（1）人们正在尽力做到最好。

（2）人们希望有所改善。

（3）人们必须在所有相关的情境中学习新的行为。

（4）人们在辩证行为疗法中不会失败。

（5）也许不是所有问题都是人们自己造成的，但他们仍然必须解决这些问题。

（6）人们需要做得更好，更努力、更有动力去改变。

（7）那些有自杀倾向的人当下的生活让他们感到难以忍受。

有时，当人们开始学习这些技能时，他们可能不确定如何理解诸如 STOP、TIP、ABC PLEASE、DEAR MAN 等缩写词①。这些缩写甚至会让一些人觉得对方在以高人

---

① STOP，停顿技能，一种为处理危机冲动争取时间的技能的英文缩写，详见第四周内容。TIP，一种快速降低神经兴奋性的痛苦忍受技能的英文缩写，详见第四周内容。ABC PLEASE，一种降低情绪脆弱性的情绪调节技能，详见第九周内容。DEAR MAN，一种帮助我们有效地实现目标的人际关系技能的英文缩写，详见第十周内容。

一等的态度说话。要知道，缩写词本身只是教学工具，它们不是技能本身。在研发辩证行为疗法的过程中，莱恩汉花了很多时间来了解治疗师在教导来访者应对特定挑战时使用的方法，收集了尽可能多的技巧，然后把它们整理成这些可教授的技能。

对于我们知道其特定背景的技能，比如正念的禅宗或佛教根源，本书提供了相关背景信息。而其他的技能则是经过验证和测试积累下来的，我们知道它们是有效的。

正念

正念（mindfulness）是一种历史悠久的练习，与佛教有着历史渊源。几乎在每一种宗教传统中都可以看到类似的练习。在辩证行为疗法中，科学化的正念是重点。正念可以被理解为将其他辩证行为疗法技能联系在一起的纽带。简而言之，正念是能够注意到自己的想法，然后在任何给定的时刻选择自己关注的内容，并保持在当下的一种练习。许多处理过难以遏制的情绪的人认为正念是革命性的——我们可以学习选择我们的大脑在困难时刻关注的内容。

痛苦忍受

压力和痛苦的区别是什么？压力（stress）是困难的，但通常是可以应对的。而痛苦（distress）是难以遏制的。通常，大脑的情绪和逻辑部分像杠杆一样运作，有时一方比另一方被控制得更好，但通常情况下它们会互相平衡。然而，有时一方或另一方可能会占据主导地位。当情绪大脑占主导时，逻辑部分就会下线失控，从而导致情绪危机。两种类型的痛苦忍受的技能——危机生存和接纳现实——可以帮助我们度过危机，而不会让情况变得更糟。

情绪调节

强烈情绪带来的困难不在于情绪本身，而在于没有调节或平衡它们的技能。可以说，感觉像是强烈情绪在掌控方向。莱恩汉的生物社会理论是辩证行为疗法的基础之一，该理论认为，经历压倒性情绪模式的人有一种生理倾向。其表现为高敏感性（强烈的情绪）、高反应性（强烈的反应），并且恢复到初始状态的过程较慢。这些特征本身并不总是有问题的，但当一个人没有学习调节它们所需的技能时，它们可能会变得非常麻烦。

人际效能

人们的生活中有一个领域可能会受到压倒性情绪的强烈影响，那就是人际关系。当一个人努力管理自己的情绪时，可能会遇到许多挑战，常常会出现一种源于过去经历的、强烈的、害怕人们会厌烦某个人并离开的恐惧。人际效能模块的核心是在与他人的互动中选择我们的优先事项：我们的目标、关系或者自尊。明确与他人互动的优先事项可以帮助我们决定如何有效地提出我们的需要或拒绝别人的请求。

辩证法理论

· · · · · · · · · · · ·

辩证法的概念是辩证行为疗法思维方式的基础。辩证法(dialectic)是一个哲学术语,意思是将看似对立的观点保持在张力之间。生活中的大多数事情不是非此即彼的,而是既有此又有彼的情况。在辩证行为疗法中,驱动工作的主要辩证法是接受和改变:你正在尽力而为。同时,你需要更加努力地去解决所有在你能力范围内能解决的问题。

参加辩证行为疗法课程就像跳舞,把认可(承认和接受你所经历的一切都是有意义的,如果你理解如何到达那里)和推动改变(你既往应对的方式可能不太有效,或者至少不足以推动你获得想要的生活)巧妙地编织在一起。辩证思维包括三个前提:在对立中寻找真理,理解现实是不断变化的,意识到每件事情之间是相互联系的。

在对立中寻找真理

大多数事物是由对立的因素构成的。无论事物或人,若不能整合这些对立因素,就会"陷入困境"。辩证行为疗法专家查理·斯文森(Charlie Swenson)将其比作稳固僵局。对于那些极端、倾向于两极分化或思维僵化的人来说,很难辩证地思考、平衡对立或摆脱僵局。一些常见的辩证思维示例包括:

> 我很生你的气,但我仍然爱你。

> 我想活在当下,但我要为未来做计划。

> 我理解你的立场,但我有不同的观点。

> 我正在尽力而为,但我需要更加努力,做得更好。

> 发生的令人沮丧的事情虽然很重要,但并没有毁了我的一整天。

如果不能接受事实的两面性,这个人就会陷入僵局,感觉自己无法解决问题或前进。如果我们能接受这种冲突,我们就能在这两种观点有效性的核心基础上保持和改进,从而形成一种看待事物的新方式。

现实是不断变化的

没有什么是一成不变的。你能想象到的每个情境的每个方面都在不断变化。即使是那些看起来完全停滞不前和一成不变的事物，可能也在缓慢地发生变化。人在改变，看似永恒的建筑在改变，山川和海洋在改变。换句话说，我们处于一个不断变化的过程中。通常情况下，我们在治疗中要处理的行为和感觉似乎永远不会改变。然而，最终它们会改变。这是万物的本性。我们可能会一直问这样的问题："我错过了什么?"有时候，我们会意识到我们错过了什么，这就会带来改变。当我们在等待解决问题的时候，有时某些情况会脱离我们的努力，这将为产生可识别的变化创造所需的空间。即使在看似不可能的情况下，我们仍然保持希望并继续努力，因为我们知道事物是不断变化的。

万物的相互联系

万事万物都是相互联系的。我们是谁，我们的想法、感觉和经历，我们的选择和生活都受到周围人和环境的影响。所有人的自我意识都受他们所遇到的人的影响。这种思维方式来自我们所说的系统视角(systems perspective)。系统中的每一部分都是整体的一部分。你必须了解整体，才能了解系统中的每一部分。如果一个部分发生变化，它就会改变整个系统，反之亦然。这在辩证行为疗法中以多种方式体现出来。如果你试图直接改变一个问题或行为，那么改变系统的其他方面可以带来改变。变化的动态性，比如在家庭中，为个体改变提供了空间。接受这一点对我们来说并不容易。但我们既是环境的产物，也是环境的贡献者，这是生活的一部分。

关 键 信 息

· · · · · · · · · · · · · ·

通过简要了解什么是辩证行为疗法及其来源，现在你对本书中的技能是如何帮助你的有了一定的认识。你还了解了辩证法的概念。在看到这些概念在实际中起作用，试图理解辩证法可能会有点棘手，但当你开始注意到只以非黑即白的方式思考的不适感时，你将开始看到它的价值。

本章的要点是：

➤ 我们在生活的所有领域都需要技能，而我们有能力学习新事物。

➤ 情绪很重要，但我们不希望情绪主导我们的生活。

➤ 冲突会让人不舒服，但它可以促进人成长。

➤ 改变一定会发生。

第二章

开始你的辩证行为疗法练习

Change is hard; having a plan helps.
Seeing others who have succeeded can inspire
you to keep trying.

改变很难， 制订计划有助于改变。
看到别人的成功可以激励你继续尝试。

这一章，将为你提供更多关于辩证行为疗法结构体系的信息，包括治疗的四种模式或要素，以及治疗的五种功能或目标。这些信息似乎是你并不需要知道的，但是，了解辩证行为疗法的结构组成可以帮助我们厘清培养技能的具体方法，以及它们是如何提供帮助的。在本章的最后，我们将探讨一些关于如何在深入阅读这本手册和改善自己的过程中取得成功的想法。

治疗的四种模式

· · · · · · · · · · · · · · · · ·

如果一个项目被称为黏性辩证行为疗法（adherent DBT），则必须具备四种治疗模式，包括团体技能训练、个体疗法、电话技能辅导和治疗师咨询团队。虽然本手册侧重于技能的培养，但我将简要介绍这四种模式的功能。

团体技能训练

对于接受辩证行为疗法的来访者，我们在第一章中提到的七个假设之一是他们需要学习生活中所有相关领域的新技能。研究表明，如果一个人只能接触到辩证行为疗法的一个方面，那么技能训练可能是最有效的模式。在传统的辩证行为疗法项目中，这将在一个团体场景中完成。技能课程主要提供四个类别的训练，将在本手册中详细讨论：正念、痛苦忍受、情绪调节和人际效能。如第一章所述，每一套技能都会教授有效的方法来应对经常存在困难或不足的情境。这些技能分为两种，一种帮助我们接受现实，一种帮助我们改善现况。这两种技能共同帮助我们，使有时令人难以忍受的生活变得可以忍受。这些技能不仅对有"情绪问题"的人有帮助，而且是我们所有人都需要的、让我们生活得更好的技能。

个体疗法

在辩证行为疗法的个体疗法（individual therapy）中，参与者可以真正深入挖掘自己的目的和问题。它比传统的谈话疗法结构性更强，侧重于跟踪、分析、接受验证，以及改变情绪和行为模式。因为辩证行为疗法的目标是让你体验一种有价值的生活，所以它的重点是理解和管理情绪和行为，以期消除实现这种生活的障碍。

我们处理问题的优先级顺序如下：

1. 危及生命的行为——保护你的生命。

2. 干扰治疗的行为——让你能够继续接受治疗。

3. 影响生活质量的行为——解决那些妨碍你过上理想生活的问题。

在与治疗师建立信任关系的情况下，来访者将培养技能，为过上有价值的生活扫除障碍。

电话技能辅导

当来访者接受辩证行为疗法治疗并承诺不再考虑自杀和自伤的问题时，他们就可以随时与治疗师联系。如果来访者发现自己处于困境中，需要支持以保证安全或运用技能时，他们可以通过电话或短信与治疗师联系，以获取技能建议。

使用电话辅导的规范包括：

➤ 点击"发送"短信按钮或拨打电话，等于承诺需要保持安全和培养技能。

➤ 电话辅导不是额外的治疗，而是技能支持。

➤ 如果来访者拒绝运用该技能，他们就无法获得电话辅导。

电话辅导有助于减少危机和持续培养技能，而不仅仅是在治疗室内。

治疗师咨询团队

这是辩证行为疗法的一个方面，来访者看不到，但它是一个关键的和不可或缺的治疗组成部分。如果治疗师不是辩证行为疗法咨询团队的一员，那就不属于黏性辩证行为疗法。

这个团队有以下几个目的：

➤ 支持治疗师遵从治疗模式。

➤ 提高治疗师的技能和动力。

➤ 为治疗师提供治疗。

在辩证行为疗法中，治疗师致力于处理可能非常难以改变的行为和情绪。这可能是一项压力很大的工作，所以获得团队的支持和鼓励，对减轻职业倦怠至关重要。来访者可能看不到治疗师咨询团队的运作，但他们从中受益匪浅。他们被视为整个团队的来访者，整个团队都致力于来访者的进步和健康。

治疗的五种功能

· · · · · · · · · · · · · · · · ·

本书基于莱恩汉的辩证行为疗法模式。在该领域中，我们称之为全面的辩证行为疗法（full DBT）或综合的辩证行为疗法（comprehensive DBT）。这意味着前面讨论的四种模式都是该项目的一部分。如果缺少其中一种模式，则不能认为它是综合的辩证行为疗法或黏性辩证行为疗法。这并不是说辩证行为疗法的个别方面没有帮助，例如本书中介绍的技能。但是，任何声称提供全面辩证行为疗法的项目都必须包含以下五个关键功能，需要包括治疗的每个方面，因为在 40 多年的发展和使用中，研究和试验表明，正是这些方法的结合才产生了最好的效果。辩证行为疗法有许多灵活的方面，但这些功能是治疗的核心，因此是必要的。

增加你改变的动力

来访者主要通过个体疗法来增加他们改变的动机。这是通过在日记卡片上追踪情绪和行为，并使用连锁分析（chain analysis）来了解使他们陷入旧的无效行为的因素。其他增加动力的方法包括暴露/练习忍受不舒适的情绪和奖励期望的新行为。当人们知道他们可以容忍情绪，并开始选择新的和更有效的应对方式时，他们继续的动力就会增加。

学习新事物具有挑战性，放弃熟悉的事物也是如此。人们通常会认识到需要改变，但仍然依恋着以往舒适和熟悉的应对方式，有时甚至执意不肯尝试新事物。帮助人们认识到改变的必要性——通过建立他们的信心，让他们明白这是值得努力尝试的——是治疗的一个关键功能，在个体疗法中最常见。

提升你的能力

辩证行为疗法的一个主张是，接受辩证行为疗法的个体需要在生活所有相关的情境中学习新的行为和技能。学习这些新技能将增强个体更有效地应对生活中所有挑战的能力(capabilities)。这包括辩证行为疗法模块中教授的技能：正念、情绪调节、痛苦忍受和人际效能。在青少年(adolescent)和多家庭的辩证行为疗法中，还有关于走中间道路或者在家庭关系中找到辩证平衡的补充资料。通过角色扮演、活动、小组讨论、练习、家庭作业、演练和电话辅导可进一步提升技能。

将你学到的内容推广运用到生活中

并不是说人们能将在治疗室学到的技能自动运用于其他情况。为了确保来访者能够在日常生活中使用所学到的技能，我们会在接下来的一周开展家庭作业、实际生活实践和电话辅导。一些来访者甚至会录制一周的治疗过程，以便稍后回顾和学习。

研究和经验似乎表明，当人们处理情绪和人际关系调节异常时，我们所谓的知识泛化(generalization of knowledge)，或将知识运用到新情况的能力，尤其具有挑战性。通过电话辅导获得支持，以管理和减少调节异常，并唤起更有效的记忆技能，有助于人们在治疗之外将新知识应用到实际生活中。

增加治疗师的动力和能力

辩证行为疗法可能是一种具有挑战性的治疗方法，因为来访者试图解决的一些问题对治疗师来说是有压力的。持续处理危及生命的行为和情绪危机会导致治疗师在没有足够支持的情况下精疲力竭。治疗师通过督导、持续培训、书籍和手册，以及每周的咨询团队，坚持下来并获得所需的支持，这些都有助于他们保持辩证行为疗法模式的精确性。

此外，国际上有一群非常慷慨的辩证行为疗法治疗师——辩证行为疗法治疗师社区，他们愿意分享自己的知识和经验，能够与治疗类似问题的其他治疗师交谈并帮助来访者解决问题，这是非常宝贵的。本书中的许多解释和用语来自辩证行为疗法治疗师群体的互动。

重塑你的环境

随着人们掌握新的技能和学会过上他们想要的生活，在他们的环境中有时存在一些使改变和成长变得困难的动态因素。重塑环境可以为积极改变创造更好的机会，可能包括对来访者的伴侣、家庭或社区进行干预，或者可能包括个案管理或与其他治疗提供者进行协调。这样做的目的是增加人们被强化的可能性，使他们能够采取新的有效行为，而不是以往无效的行为。

　　从辩证行为疗法的角度来看，解决问题的首选方法是帮助个体在自己生活中倡导改变。然而，有时治疗师的直接参与，也许在个案管理或与其他健康照护提供者联系以协调治疗的情境下，是有意义的。

为成功做好准备

．．．．．．．．．．．．．．．．．．

　　我们大多数人听过这样的说法：养成一个新习惯需要 21 天。虽然关于这是否属实还存在争议，但从多个方面的经验和研究来看，很明显，要想学习新东西，坚持不懈地练习是必要的。研究甚至表明，对一项任务的心智练习（例如，在脑海中回顾每一个步骤）可以提高我们的身体能力，这已经在涵盖了从外科医生到运动员的各种研究中得到了证实。例如，一个在脑海中练习发球的网球运动员在实际情况中表现得更好。

　　当你开始阅读本手册时，要准备经常练习这些技能。你在没有危机的时候练习得越多，它们在你陷入困境时就越可能浮现在脑海中。本书中也有一些建议，请大家以谨慎的态度进行一些练习。处理你的情绪和行为可能是有挑战性的，有时会让你不知所措。允许自己按照自己的节奏进行，并在需要时寻求支持。尽管如此，我鼓励即使你需要休息，也要坚持下去。在回避和过度之间找到一个平衡点。

创建一个辩证行为疗法笔记本

　　本书将提供一些空间来记录你对技能练习的反应。也鼓励你在学习过程中带上笔记本记录你的学习体验。你越用心、越投入，你学到的就越多。你可以选择你喜欢的任何类型的笔记本，让它变得实用，不要给自己太多压力，不一定要做得完美。它是为你自己准备的，而不是给别人的。

　　在你每天练习技能时，写下一些基本信息：

➢ 你当天所经历的特定情绪。

➢ 为情绪评分，从 0 到 10。

➢ 练习一项技能后，再次为情绪评分。

　　在那里，选择是无穷无尽的。你可以描述和反思你的情绪/行为，探索你对技能的想法，写下你的想法，或者画出你的感受。目标是记录你的过程，这样你就可以看到你的进步。

何时寻求专业指导

正如前面提到的，人们遇到的一些挑战可能令人不知所措。随着时间的推移，本书中的技能会对你有所帮助。如果你面临的挑战是危险的或危及生命的，要认识到你可以从专业人士的支持中受益，这绝对不羞耻。终身的习惯和模式是绝对可以改变的，但这可能非常困难。让专业人士陪你一起完成。

如果你在思考自己是否需要专业指导，可以考虑以下几点：

➤ 我是否有无法摆脱的伤害自己或他人的念头？

➤ 我是否不确定我能否保证自己的安全？

➤ 我是否在做一些会让我处于危险之中或让事情变得更糟的事情？

➤ 我是否努力了很长一段时间，但情况还是没有好转？

如果你对任何一个问题的回答是肯定的，请考虑与辩证行为疗法临床医生联系。

如何找到合适的辩证行为疗法临床医生

有多种方法可以找到辩证行为疗法临床医生，包括在本书末尾列出的几种在线资源。

更重要的是，如何找到适合你的治疗师？如果你只是想找一个对辩证行为疗法技能有基本了解的人，那么有很多治疗师符合你的要求。然而，如果你正在寻找一个高度专业和训练有素的辩证行为疗法治疗师，他可以提供全面的辩证行为疗法，那么你需要找到一个辩证行为疗法中心或提供者，他们是强化训练团队（intensively trained team）的一部分。可以简单地问这个人，他是不是经过强化训练的辩证行为疗法团队的一员？莱恩汉的组织——行为技术（Behavioral Tech.）也有一个"寻找治疗师"（"Find a Therapist"）的选项，DBT Providers. com 和辩证行为疗法-莱恩汉认证委员会（DBT-Linehan Board of Certification）也列出了大部分训练有素的辩证行为疗法治疗师。

关 键 信 息

· · · · · · · · · · · · ·

现在，你已经对辩证行为疗法如何帮助你培养技能以获得你认为值得过的生活有了一定的了解。你还初步了解了如何学习和练习技能。我希望你正准备或已经拥有了一个专门用于辩证行为疗法的笔记本。

本章的要点是：

➤ 辩证行为疗法的目标是让你活下去，接受治疗，以便获得你想要的生活。

➤ 辩证行为疗法治疗师训练有素，可以与你一起完成这个过程，但即使没有治疗师，这些技能也会发挥作用。

➤ 如果你有自杀的念头，请寻找辩证行为疗法治疗师，这样你就不必独自面对。

➤ 你可以为自己的成功做好准备。

第二部分

你的十二周计划

　　现在你已经了解了辩证行为疗法的一些背景信息，并对如何练习和学习这些技能有了一些想法，接下来我们将深入探究这些技能本身。我们将从探索正念开始。这是最概念化的模块，有时候可能让你难以厘清头绪。不过，当你开始参与这些练习时，我希望你会逐渐认识到正念技巧是多么实用，以及它们是多么有帮助。

　　在正念练习之后，我们将在其他每个模块中分别花费三周时间：学习如何管理痛苦或危机，调节我们的情绪，最后学习在人际关系中有效地寻求我们需要的东西。

　　你准备好变得更有技巧了吗？

用正念探索你的内心

Would you rather be able to control your mind or
have your mind control you?
你愿意控制自己的思维，还是让思维控制你？

在本章中，你将了解正念的背景和基本前提，以及它是如何成为辩证行为疗法的一部分的。你将了解正念的目标是什么，以及正念如何改善你的生活。希望你能开始理解为什么正念是帮助人们追求有意义生活的治疗方法中不可或缺的一部分。

我们不仅会讨论什么是正念，还会了解四种正念类型，并介绍正念的最终目标：智慧心念，即在我们的情绪心念和理性心念状态之间找到平衡的地方。

正念是什么？

· · · · · · · · · · · · · ·

正念（mindfulness）是现在非常流行的一个词。你会在商业、健康和健身领域和学校课程中听到它。据称正念可以减轻压力、焦虑和抑郁，提升专注力，改善睡眠，以及增强免疫力。对一些人来说，正念是一种精神修行，而其他人追求的是大脑健康，还有一些人认为它只是一种时尚或短暂的潮流。

受禅宗佛教的影响，玛莎·莱恩汉（Marsha Linehan）博士将科学正念，或科学家研究并确定与宗教实践分离的有效正念，纳入辩证行为疗法。她决定用这种方法，而不是传统的冥想，是因为她治疗的很多人在治疗初期无法忍受专注于自己的呼吸和内在体验的冥想。她是第一个正式将正念纳入心理治疗的人，并将其构想为其他技能的基础。

简单而言，正念就是选择关注当下，不去评判或试图改变它。正念练习可以减轻痛苦，增加幸福感，增强对自己思维的控制，帮助你在生活中和与他人的互动中保持当下。

三种心念状态

辩证行为疗法中正念方法的核心是智慧心念，这是一种辩证的实践，引导我们通过整合自己的情绪心念和合理/理性心念的对立力量来获得内在的智慧。接下来，我们将了解每一种心念状态。

情绪心念

我们的情绪心念（emotion mind）是我们的情绪、理解、感觉、判断、激情和恐惧所在的部分。情绪可以激发重要的行动，比如巨大的勇气或深刻的爱。如果我们受情绪心念的影响，我们的决定和行动就完全取决于我们当时的感受，而往往不考虑逻辑或事实性的思考。感情用事可能会带来短期的好处，但可能会导致长期的苦楚。重要的是要注意，高度情绪化并不一定意味着处于情绪心念。情绪心念是指情绪完全控制了我们的决策。

理性心念

我们的理性心念（reasonable mind）是冷静和客观的，专注于事实，而不考虑情绪问题和价值观的影响。在理性心念中，我们可以有逻辑地计划和评估。理性是必要的，但仅凭理性就会产生忽视人际关系的问题。它不关心温暖、友好的事物，也不关心他人的感受和经历。因此，以理性心念行事可能会导致维护人际关系变得困难。当我们仅追求理性而压抑情绪时，我们的情绪也得不到应有的关注。

智慧心念

我们都有智慧心念(wise mind)。虽然没有人会一直处于智慧心念的状态，但我们每个人都具备在情绪心念和理性心念的交汇处的内在智慧。它是能使你发现真理的一部分，或者可能被视为你的"本能"或直觉。对我们大多数人来说，可能很难找到它，所以需要练习。

智慧心念既是一种心念状态，也是一种实用的技能。练习这项技能将帮助你学习如何进入这种心念状态。首先，让我们来了解一下有哪些实用技能。

·练习：　做出明智的决定

在这个练习中，可以想象一个你正在努力做出的决策。在左边的"理性心念"一栏写下事实和观察。在右边的"情绪心念"一栏，记下你的情绪、恐惧、理解、判断和担忧。然后，同时考虑这两个列表，在中间"智慧心念"一栏写下你明智的行动。

举个例子，假设我们正在犹豫是否去参加一场婚礼，因为知道会有一个我们不喜欢的人出席。(注意：这个练习没有标准答案。)

理性心念	智慧心念	情绪心念
注意到我对此有很多情绪和想法	比起我不喜欢的人，我更关心的是要结婚的朋友。我会和其他支持我的朋友一起出席婚礼，他们可以分散我的注意力。我会找其他事情做，这样我就不会过度关注那个人。我不想和他们在一起也没关系，我会尽量避免互动，而只专注于婚礼。如果情况变得困难，我甚至可以出去走走。	感到恐惧
意识到朋友们希望我在那里		感到担心
那里会有很多人，只有一个人我不喜欢		感觉伤心
去参加是出于对朋友的爱		想要回避
还没睡着		担心自己会被评判
注意到我在沉思		因为我睡不着觉而担心

请尝试将其应用到你自己的情况中，可以写在下面或者另一张纸上。

情况：...

....

....

....

理性心念	智慧心念	情绪心念

探索你自己的内心世界

对于许多曾经挣扎于难以遏制的情绪、困难的想法和令人不安的行为的人来说，探索自己的内心可能会显得令人畏惧甚至害怕。但是你越多地练习去觉察你的内心世界，倾听你的智慧心念，它就会变得越直观。开始时，也许很难区分智慧心念和强烈的感受之间的差异。你可以把智慧心念想象成水井与地下水的连接处，你需要练习和下决心去克服你之前认为是井底的障碍，但投入之后，你会发现你的井远比你想象的要深得多。最初，你需要仔细思考和分析才能确定你是否处于智慧心念。最终，它将变得很容易实现和识别。

· 练习： 学会倾听智慧心念

有很多方法可以练习进入智慧心念。学会辨别智慧心念和理性心念或情绪心念之间的区别是需要时间的。学会坐下来倾听，即使没有立即的回应，也会帮助你找到平衡。下面是一些尝试方法：

1. 深呼吸。在吸气到极限和呼气到极限时暂停一下，将你的注意力集中在那些停顿的时候。

2. 慢慢呼吸。在吸气时对自己说"智慧"这个词，然后在呼气时说"心念"。持续这种模式。

3. 练习向智慧心念提出一个你想要找到答案的问题。当你吸气时，问出这个问题；当你呼气时，倾听答案。(不要自己回答问题)

4. 当你在做一个简单的选择时，问问自己："这是智慧心念吗?"

正念的四种类型

关于正念有一个常见问题，即它与冥想有什么关系？它们是相同的还是无关的？正念可以被看作一个包含不同类型练习的总称。冥想及正念运动、各种灵性练习和慈爱等其他练习都是不同的正念类型。

冥想(meditation)是正念的一种形式，它需要留出一段时间安静地坐着，专注于特定的事物。虽然这种类型的冥想不是辩证行为疗法技能模块的一部分，但我们可以了解冥想的一些传统，及其与我们在辩证行为疗法中使用的正念练习之间的关联。

在莱恩汉开发辩证行为疗法时学习的佛教传统中，有四种类型的冥想，这些类型也存在于我们的正念技能中。它们被称为专注性正念(concentrative mindfulness)、生成性正念(generative mindfulness)、接受性正念(receptive mindfulness)和反思性正念(reflective mindfulness)。

专注性正念

在专注性正念的练习中，我们把所有的注意力都集中在一件事上。在传统冥想中，这件事可以是呼吸。这可能会让新的学习者、有焦虑或强烈情绪的人，或有创伤史的人感到不适。幸运的是，呼吸不是唯一可以作为关注点的选择。任何我们能用五种感官（视觉、听觉、触觉、味觉和听觉）或我们的内在感觉（如呼吸、肌肉或其他身体感觉）专注的事物都可以作为我们集中注意力的事物。当我们变得更熟练之后，我们可能会专注于其他的内在体验，比如想法或感受。

当我们专注于一件事时，不可避免地会分心。这是人类思维的自然状态，并不意味着我们失败了。当这种情况发生时，我们只需要意识到注意力分散了，但不去评判它，然后把注意力重新集中到这件事上，一遍又一遍地重复。重要的是，不要因为自己"不擅长正念"而评判自己。就像其他肌肉一样，它在刚开始的时候不会很强壮或者训练有素。这是一个过程，会一直如此。

·练习：专注性冥想（concentration meditation）

　　每天留出 5~10 分钟的时间，选择一件事来集中注意力。也许某一天，它可能是一个你可以看到和触摸的物体；另一天，它又可能是一种食物——当你吃它的时候，注意它的气味、质地和味道。再一天，你可以试着观察你的吸气和呼气，跟随呼吸的整个过程，数到第 10 次呼吸，然后从 1 开始重新计数。如果你发现专注于呼吸会产生焦虑，可以选择一个身体部位，比如你的左脚，然后注意你脚上的所有部位，每一次专注于一个部位。

　　把你的体验写在笔记本上。

生成性正念

　　生成性正念练习的目标是有意识地产生积极情绪。生成性练习中最著名的一种练习被称为慈爱，在这类练习中，我们努力产生对自己和他人的善意或同情，简单地从想到一个人并对他产生善意的想法开始。我们的目标不仅是把这种慈爱传递给我们所珍视的人，还要传递给我们与之相处有困难的那些人。有时我们很难同情自己，但对自己和他人的同情往往是紧密关联的。这里有一些关于如何练习这种冥想的建议。

·练习：慈爱冥想（loving kindness meditation）

　　在视频网站或任何正念练习应用程序上都有很多慈爱冥想的录音，可供使用。可以考虑尝试一些，直至找到你喜欢的。不过，作为一个简单的开始，你可以先找到一个舒适的地方坐下并安定下来。深呼吸几次后，想着你爱的人。当你带着温暖的感觉想起他们时，慢慢地对自己重复这些话，也可以多重复几次："愿他们平安，愿他们感受到爱，愿他们心平气和。"之后，你会转向一个中立的人，然后是一个你与之相处有困难的人，最后是你自己。如果你能够对自己产生善意的感觉，可以从自己开始。有时候，把这些感觉延伸到自己或你不喜欢的人身上是很有挑战性的。要对自己有耐心，坚持练习，会慢慢变得更容易。

接受性正念

接受性正念是指注意并接受当下出现的任何事物。一般而言，人们会睁着眼睛坐着，注意当时出现的所有感觉和体验。其中包括呼吸、所有五官感觉、其他身体感觉、想法、情绪，以及外部环境中发生的任何事情。即使当某些想法或判断出现在脑海中时，我们的目标仍然只是观察它们的来去。在这种形式的正念中，你只是注意到所有发生在你内心和周围的事情，并进行观察，而不是依附于其中。

·练习：　接受性正念冥想（receptive mindfulness meditation）

这种类型的练习是相当有挑战性的。推荐一个不错的尝试方法：在公共场所找一个有很多活动的地方坐下。例如，在公园的长凳上坐20分钟，直直地盯着前方，只注意眼前发生的一切。如果你注意到自己有评估或判断的想法，或者开始在心里描述你所看到的，只需观察这些想法或冲动，然后继续观察眼前经过的一切事物。

在完成观察后，在你的笔记本上记录下关于尝试观察的经历的感受和想法。

反思性正念

对那些刚刚学习正念或那些曾经有强烈的、难以遏制的情绪或困难的人来说，反思性正念可能是最具挑战性的练习。在反思性正念中，目标是选择一个特定的想法或主题，也许可以是某种具体的担忧想法。当选定一个主题时，个体会对任何与主题相关的感觉、想法和情绪敞开心扉。这是一种高级的练习，因为它需要时间，学习或坚信可能出现的痛苦感觉是暂时的。存在困难或有创伤史的人很容易陷入对自己的生活有多么艰难的深刻反思中，这可能不太有益。

·练习：　反思性冥想（reflection meditation）

如果你想尝试这种练习，我建议你设置一个仅几分钟的计时器。此外，选择一个不是特别沉重或太难的话题或主题，并允许自己专注于与主题相关的事物。如果你发现自己过于痛苦或分心了，把你的注意力重新集中到当下。对于这个和所有的冥想练习，记住要对自己友善和有耐心。

可以在你的日记中反思冥想过程中出现的内容。

关 键 信 息

· · · · · · · · · · · · ·

正念可能是一个相当抽象的概念。在这一章中，我们讨论了心念的状态，包括情绪心念、理性心念和智慧心念。我们还讨论了四种不同类型的正念练习，每一种都有不同的功能和目的。在接下来的两章中，我们将探讨正念的实际应用，讨论正念的特定益处，然后你将开始了解如何真正进行正念练习。你练习得越多，它就越有意义。

本周的要点是：

➢ 正念是一种练习，需要时间去学习。

➢ 情绪和理性都很重要，但抛开彼此都可能失去平衡。

➢ 有很多种方法可以练习正念。

➢ 当你学习进入智慧心念时，要对自己有耐心。

如何练习基于辩证行为疗法的正念

To truly live，you must have your senses open.

想要真实地生活，必须打开你的感官。

正念技能旨在帮助我们保持在当下，而不评判和拒绝我们的体验，或者相反，依附于它。另一种说法是，有时在困难的时刻，我们想要改变正在发生的事情，让它变得可以忍受，评判自己的感受，或者跟随当下的想法和感受并深陷其中。并非每一刻都需要成为正念时刻，但在我们试图专注于当下时，我们的目标只是注意，而不是改变或延续这一刻。

"是什么"技能

∙∙∙∙∙∙∙∙∙∙∙∙∙∙∙∙∙

当我们学习锻炼我们的正念技能时，我们会用到两套技能："是什么"技能和"怎么做"技能。第一个是"是什么"技能，也就是我们在进行正念时要做什么事情。其中包括三种"是什么"技能：观察、描述和投入。

这些"是什么"技能是彼此不同的活动。它们应该分开进行，一次只做一种。每一项技能——观察、描述和投入——都有不同的重点。

观察

观察（observing）是专注于你可以用五种感官，或者你的内在感觉——称为内感作用（interoception）所能体验到的事物，这是你的身体与大脑之间沟通的方式。这些感觉可以在你体内，也可以在体外。你可以观察用鼻孔呼吸的感觉，饥饿的感觉，墙壁的颜色，或者手在光滑的物体上滑动的感觉。你也可以观察大脑的功能，如想法或情绪。观察不是思考你将如何描述某事物，它只是简单地注意或打开你对感觉和体验的觉知。

当我们观察时，我们不应依附于当下时刻。当我们观察一种想法、情绪或感觉时，我们是在试图退一步远离它，注意它的自然节奏，而不是随它一起并陷入其中。我们只是简单地观察一种现象或过程，就像在实验室观察化学反应一样。

我们常常在没有真正注意到身边发生了什么的情况下度过一生。我们的眼睛是闭着的，很多时候我们认为那样做更容易。观察帮助我们关注当下真实的时刻，而不是我们希望身处其中的时刻。观察帮助我们活在当下、活得充实。

∙练习：　观察一个物体

选择你周围的一个物品。注意它的形状、颜色、大小、光泽度，以及它是否会投下阴影。拿起它，注意它的质地和重量。只观察它的物理特征。如果你注意到自己在评判这个物品，为它赋予意义，或者开始描述它，就是你分心了。不要因此而评判自己，只需将注意力重新集中到可以用感官感知到的事物上。

　　练习观察其他物体：一片叶子、一块石头、一支蜡烛的火焰。当你观察了多个物体后，可以尝试观察其他的感觉/经历，如触觉、嗅觉、味觉、肌肉紧张、饥饿、呼吸，以及你走路时脚踩地面的方式。然后，你甚至可以去观察你的想法和感觉。只需关注即可。

描述

　　一旦你观察到了，你就可以进行描述了。为我们注意到或观察到的事物添加描述性词汇是我们的自然倾向。当我们以正念的方式描述时，是用语言描述我们自己能体验到的事物。请注意，你无法观察到另一个人的感受、想法或经历，即使你认为自己可以根据他们的面部表情、言语或行为来了解，但你无法观察到其他人的内在。

　　描述帮助我们区分我们真正感受到的事物(看到、听到、触摸、闻到、品尝、感觉或思考)和我们对所感知事物的想法或解读。我们对事件的情绪不适大多来自这些解读，而不是事件本身。描述帮助我们梳理出其中的区别。例如，"我的孩子穿着不合适的衣服"比"如果我的孩子穿成那样去上学，他们可能会被欺负，大家可能会认为我是一个糟糕的父母"要中立得多。描述这种情况——"我的孩子穿着不合适的衣服，而我注意到自己对此有些担心"——可以帮助我们厘清我们真正在对什么作出反应。

·练习：　只是事实

　　在以正念的方式描述时，只描述事实，不要添加解释、观点或判断。你可能有过认为另一个人不喜欢你的经历。实际上，你只能观察一个人的行为、面部表情或肢体语言。回想一下，你曾经看到一个人表现出一种你认为是愤怒的方式的时候，描述你实际看到的：例如，耸肩、握拳、眉头紧锁、咬紧牙关或大声说话。

　　我认为是愤怒(anger)的行为表现： ....

....

....

....

投入

投入（participating），就是全身心地投入生活。它是指将所有注意力都集中在一件事上，而不去担心别人在想什么。它是关注当下，而不纠结于过去发生的事或担心未来可能会发生的事情。投入就是在吃饭时放下手机，把注意力集中在这顿饭和与你一起吃饭的人身上。它是顺其自然、自发地、从智慧心念的角度去做当下需要做的事情。投入就是完全沉浸在你所做的事情中。

当我们寻求专注时，投入是我们的最终目标。它与恐惧、自我意识、分心、反应、排斥或回避相反。这意味着不要在生活中恣意妄为或走神。投入将我们与生活和他人联系在一起。投入就是充实地生活。

·练习：　亲身投入

这里有一些练习投入的方法。选择一项能吸引你、能让你全身心投入的活动。把你自己的一些想法写在本页练习投入的横线上。每天至少做一件事，并把你的体验记录在笔记本上。

> ➤ 打开音乐、跳舞。
> ➤ 跟着音乐唱歌。
> ➤ 洗澡时唱歌。
> ➤ 保持气球不要掉到地上。
> ➤ 跳绳或跳跃。
> ➤ 吃甜点并全神贯注。

更多练习投入的方式：

_____

_____

_____

_____

_____

_____

"怎么做"技能
· · · · · · · · · · · · · · ·

你已经学会了练习正念时该做什么。现在我们将讨论"怎么做"技能。当我们练习正念并试着保持在当下时，这些"怎么做"的技能为我们的态度和思维设定了基调。

之前提到，"做什么"技能应该是彼此分开进行。相比之下，"怎么做"技能是可以并且应该被一起整合到"做什么"技能练习中的。我们的目标是同时不评判地、专注地、有效地做事。

不评判

评判是生活的一部分。有时我们通过评判来确定两件事物之间的差异或我们的偏好。在某些情况下，我们需要评判来帮助我们做出决策，比如判断食物是否安全或某件事是否合法。然而，当我们处理情绪时，评判会徒增困惑甚至痛苦。当我们保持正念时，我们只想处理事实，所以判断或评价——尤其是那些基于不切实际的期望或导致对自己或他人缺乏同情的判断或评价——需要避免。但那些有助于我们认识到后果的评判，比如某件事是否在客观上是安全的或者是否会给我们带来麻烦，是可以接受的。

因为评判可能会对我们的情绪和人际关系产生负面影响，我们也意识到它们通常是无益的。解决问题比关注事情是否应该这样更有效。当我们专注于评判时，我们很容易陷入情绪之中，而不是清楚地认知现况从而确定解决方案。

需要明确的是，不评判不是赞同我们不喜欢的事情，也不是把我们的偏好、价值观或观点藏在自己心里。我们的目标是意识到这些评判，并在它们妨碍我们接受自己所处的真实时刻时暂时不考虑它们。

· 练习： 失踪人员报告

想一个你认识的人或著名人士。就像填写失踪人员报告一样，写下对这个人的描述。只描述他们身体外貌的真实方面：例如，身高、体重、体格、头发/眼睛/肤色和衣着。避免使用"漂亮""丑陋""酷""运动""艺术"或"时尚"等词汇。所有这些都是评判性的言论。注意那些你迅速评判的时刻，试着找到客观的描述。选择不去评判是什么感觉？

对一个人的描述：

专一地

专一地（one-mindfully）做某事，意味着一次只做一件事。这与处理多种任务相反。当练习正念时，你的目标是完全专注于正在发生的那一刻，并且只专注于那一刻。无论你专注于什么，不管是一项任务、一种想法还是一种情绪，试着只做一件事。如果你发现自己的思绪在游荡，或者有一种想同时做多件事的冲动，或者走神的冲动，只需观察这种冲动，然后重新将注意力集中到那一件事上，集中到那一刻。

专一（one-mindfulness）不只是与任务相关，它最终会帮助我们管理情绪，因为我们可以选择专注于这件事，而不被自己的想法或情绪所左右，或感觉它们会永远持续下去。这一点的重要性怎么强调都不为过：知道困难时刻不是永久的，可以帮助你渡过困难时刻。要记住即使是被触发的记忆也不过如此，过去已经结束，未来还没有来临，这意味着即使是艰难的时刻也可以被忍受。

注意：有些任务很复杂，涉及多个方面，但你仍然可以专一地执行，一次只做一步。

· 练习：只做一件事

选择一件事去做，然后只做那件事。如果你正在做的事情有多个步骤，那就一次只做一个步骤，尽量不要让你的思绪飘向下一步。每当你的思绪游荡时，只要注意到它们在游荡，然后回到这件事上。完成之后，把你观察到的记录在你的笔记本上。这里有一些建议，你也可以随意添加一些你自己的想法。

➤ 手洗碗具。专注于对盘子周围移动的海绵或抹布的每一种感觉。注意肥皂泡和水的温度和感觉。

➤ 泡茶或咖啡，专注于每个步骤。

➤ 吃一顿饭，不要做其他事情。把你的注意力完全集中在这一体验上。

➤ 去散步，把你所有的注意力都集中在散步的体验上。

有效地

有效地（effectively）做某事，意味着做能产生效果的事情。它是指，在任何特定的情况下都知道你的目标是什么，然后做必要的事情来实现它。这意味着有时候要按规则办事，而不是故步自封，坚持自己是对的。你的目标是在自己所处的情境中找到解决方案，让事情有进展，而不是思考你希望发生什么。当你试图提高效率时，勇于尝试新的解决问题的方法、寻找不同的解决方案并从错误中学习，是有帮助的。

·练习：　做有效的事

想一想当你想要坚守自己的立场或坚持自己是对的时候。想想那是什么感觉。在那种情况下，坚持自己是对的，是帮助你实现了目标，还是阻碍了你？为了实现目标，你是否可以改变一些事情？把你观察到的记录在你的日记或下方的空白处。

情况：...
....
....
....
....

你的"正确的"观点：...
....
....
....
....

你本可以做些什么来提高效率：

关 键 信 息

· · · · · · · · · · · ·

我们在辩证行为疗法中教授的科学正念可以帮助我们增加专注力、减少痛苦，并在生活中更好地保持在当下。它还可以帮助我们摆脱被想法和情感控制的感觉。我们通过练习"做什么"技能——观察、描述和投入，"怎么做"技能——不评判地、专一地和有效地来培养正念技能。你可以从观察或描述物体等简单的事情开始，当你掌握了一些管理情绪和想法的技能时，你可以将正念技能转化为更深层次的东西，比如专注于当前的想法或情绪。

本周的要点是：

➢ 在正念中，你不会"做错"，所以在学习的过程中要有耐心。

➢ 尝试只停留在当下。

➢ 一次只做一件事。

➢ 不要评判你的判断。

第三周

将正念融入你的日常生活

Mindfulness is just an idea unless you put it into practice.
What you feed grows.
除非你付诸实践， 否则正念只是一种想法。
行动可以让种子变成参天大树。

　　有些人在接受辩证行为疗法治疗时，会对正念练习犹豫不决，甚至持有质疑，还有人认为正念只是胡言乱语罢了。事实上，现在有许多关于正念的错误信息，有些练习形式可能也不适合你。而我们在辩证行为疗法治疗中教授的科学化的正念，对于任何能在专注于一件事中受益的人都是有帮助的。无论是一项任务、一个物体还是一种感觉，我们都会发现自己需要专注于某件事情。当我们经常感到被想法或感觉淹没时，有能力选择我们要关注的事物，会让我们得到解脱。在这里，没有足够的空间来深入探讨正念的所有方法或各种类型的练习，但希望这些章节能启发你思考如何建立属于你自己的正念练习。

建立正念练习

· · · · · · · · · · · · · · · ·

本周，你将学习如何成功建立正念练习，包括创造空间（物理上和精神上的），并建立日常习惯。你需要了解的一些最基本的知识与练习时该怎么坐有关。对大多数练习来说，你可以选择坐在一个有良好支撑的位置上，保持脊柱直立，双脚平放在地板上。有些人可能选择盘腿坐在冥想垫或枕头上。在某些活动中，你甚至可以平躺或站立。如果以上姿势都不适用，那尽量找到一种不会让你分心的姿势。接下来，闭上你的眼睛，或者不聚焦地看向你前方一定距离的地方。这些基本技巧将减少干扰，并帮助你把注意力集中在任务上，而不是周围发生的事情。

注意：许多练习都需要有一定的身体素质和认知能力。如果你出于某些缘由不能完全按照指示去做，你仍然可以进行练习。不加评判地做出任何你需要的调整。如果你有心念，你就能保持正念。不要让你身体上的或学习方式上的差异阻止你的前进。

正如本书前面提到的，莱恩汉在辩证行为疗法技能中纳入了正念而不是冥想，是因为传统的冥想通常专注于观察呼吸，对许多使用者来说可能会导致调节困难。对一些人来说，关注呼吸实际上会让他们感到呼吸变得困难。这只是我们对学习正念的方式做出调整的一个示例。每个人的学习方式都不一样，在某种程度上，被认为是神经多样性的人可能无法与传统的正念教学方式产生共鸣。值得注意的是，这就是观察和不评判的核心功能。当你开始学习时，观察你与正念中的哪些部分产生共鸣，哪些部分没有共鸣。不要因为遇到挑战而评判自己；只是简单地注意到它们，然后你就可以适应了。没有一种适应方法适用于所有人。正念领域是最近才兴起的，并在尝试以一种适合所有学习风格和有创伤史的人的方式来教学。

创造空间

当我们听到人们正在进行冥想或祈祷时，我们可能会想象一个宁静无扰的空间。一个拍照完美、美丽的环境确实可以增强我们冥想或正念的练习，但这不是必要的。在冥

43

想和正念中，无论我们身处什么时刻，我们试着关注当下。这个空间不一定没有干扰，当然没有干扰也可以。为你的练习制订一个有目的的、专门的计划应该很有帮助。我的第一位正念培训师兰迪·沃尔伯特（Randy Wolbert）告诉学员们，每天早上喝咖啡前，他会在浴室和厨房中间的一块地方停下来，进行几分钟的正念练习。也许你也有一个类似的空间和时间，在那里你不会被打扰。如果没有也没关系，你仍然可以选择一个时间和空间开始练习。

·练习：　创造物理空间

你希望在哪里，以及如何安排时间来进行专注的练习？我鼓励你从每天五分钟开始，每周几天，在一个你可以尽可能舒服地坐着且不受干扰的地方。当我刚开始的时候，我会在早上醒来后继续闭上眼睛，在床上花几分钟时间专注于我的呼吸。现在，等到我的孩子们上了校车，我就会把他们的早餐从桌子上清理走，这样我就有了一个宁静的空间，并试着专心地吃我的早餐和喝茶。对你来说，什么方式可能有用呢？你可以在选择地点和方式时，发挥更多的创意。只要尽量保持一致即可。在这里或在你的笔记本上写下一些可能的方式：

·练习：　创造精神空间

创造精神空间是什么意思？在学习正念的过程中，我们获得的一个好处是能够看到呼吸之间、步伐之间、声音之间、思绪之间，以及冲动和行动之间（也许是最重要的）存在着的空间。我们的想法、情绪和冲动似乎是无休止的，但我们可以学会找到其间的停顿。我们也可以学会找到冲动和行动之间的空间，这意味着我们可以选择如何反应和回应。这个练习会鼓励你寻找想法之间的停顿或空间。

采取一种正念的姿势，闭上眼睛或将目光投向前方的一个固定位置。深吸几口气，把你的注意力转移到当下。接下来，开始关注你的想法，并将它们分类：计划性的想法、担忧的想法、关于过去的想法、关于未来的想法、评判的想法，等等。想象你正在观看一条缓缓流动的河流，小船一艘接一艘地驶过。在每艘船上，放上一个你标记过的想法类别。看着那些思绪的小船从你身边漂流而过。注意观察自己的想法而不是跳上这些小船是什么样的感觉。现在，寻找小船或想法之间的空间，看看你能否增加它们之间的空间。

建立日常习惯

在辩证行为疗法小组、治疗师会议、培训或其他活动中，我们总是以正念练习开始。这样做是为了鼓励所有人把正念放在我们正在做的事情的最前面，并学习不同的练习方法，但它还有另一个好处：放慢我们的思维，这样我们就可以集中精力进行接下来的讨论。通过一个简短的正念练习开始我们的会议，我们可以把注意力集中到当下，暂时把其他事情先放在一边。

建立自己的日常习惯的目的是确保你有定期的机会专注于你的目标，同时定期锻炼你的正念技能。有几件事可以帮助你更成功地养成这个新习惯。我们已经讨论过如何创造物理和精神空间，还有另一些事项需要去考虑。

· 练习：　开始你自己的练习

打开笔记本，为下面的每个问题至少写下一个选项。

1. 我可以在哪里练习？

2. 我可以在什么时候练习？

3. 在尝试了每种"是什么"技能后，哪种技能对我来说最容易？（首先，专注于你觉得最容易做到的正念类型。）

4. 是什么妨碍了我的努力？（分心？情绪？因为无法集中注意力而自责？）

5. 有什么方法可以帮助我克服这些障碍？

6. 我怎样才能承诺坚持这个练习？（将其添加到我的手机日历上？设置提醒闹钟？邀请朋友或家人一起参与？）

温馨提醒：

➢ 这是一个学习的过程。

➢ 当你分心的时候，提醒自己并把注意力重新集中到一件事上。

➢ 不要因为分心而评判自己。

➢ 当你评判自己时，不要评判自己的判断，只需注意并重新集中注意力即可。

用正念改善你的日常生活

在辩证行为疗法中，我们专注于用科学正念来帮助我们：

➤ 减少痛苦，增加幸福感。

➤ 加强对注意力的控制。

➤ 体验真实的生活。

关于正念的大量研究表明，这种练习有很多益处，包括增强注意力；减少反刍思维或者强迫性思维、担忧、压力、焦虑和情绪反应；提高关系满意度；甚至改善各种健康状况，如糖尿病和高血压。我们将在本节中探讨其中的一些好处。

更贴切地说，正念可以帮助我们在一定程度上控制我们的思维和情绪，而不是感觉自己像是坐在过山车上，或是坐在一辆被我们的思维、感觉和环境驱动的失控的汽车上。

体验高度专注

继此前的多项研究之后，加州大学圣巴巴拉分校（University of California, Santa Barbara）的一项研究探讨了参加正念课程是否能提升学生在标准化考试中的表现。这项研究特别关注阅读理解能力和工作记忆的提升，以及减少注意力分散。其结果表明，练习正念对阅读理解和工作记忆都有积极影响，也减少了注意力的分散。换句话说，专注于一项任务减少了注意力分散，参与者在练习正念后能更好地专注于任务。这只是一项研究，但还有很多研究得出了类似的结果。

正念以这样一种方式激发了我们的大脑，使我们不断增强选择将注意力集中在哪里的能力。我们通过在大脑中形成新的路径，而不是一直使用旧的思维路径，来实现这一目标。

·练习： 专注于你的呼吸

把注意力集中在一件事上，然后一遍又一遍地让你的思绪集中在这件事上。在这个练习中，你将专注于你的呼吸。找到你喜欢的正念姿势，注意你的呼吸循环。从完全吸气开始，经过短暂的停顿，一直到整个呼气结束。跟随你的呼吸。如果你走神了，只需注意到你走神了就可以，不要做任何评判，把注意力重新集中到呼吸上。你可以在工作或进行学习任务前尝试五分钟。把你的体验记在笔记本上。

如果在学习正念初期，这种练习让你感觉到非常不舒服或引发你的焦虑，你可以把注意力放在你的腹部、胸腔或肩膀上，注意它们在你正常呼吸时是如何变化的。

体验更深层的放松

人们经常认为，如果他们在冥想练习结束时没有感到放松，那他们一定是做错了。事实上，他们并没有做错。放松并不是正念的目的，但是放松确实是正念练习的长期好处之一。这在一定程度上是因为，许多正念练习会刺激我们神经系统的副交感神经，也就是冷静部分。当我们感觉更少（因为思想、情绪、压力等）失控时，我们就能更好地放松。

·练习： 身体扫描和渐进式肌肉放松

身体扫描（body scanning）和渐进式肌肉放松（progressive muscle relaxation）是促进放松的绝佳方法。以正念姿势，无论是坐着还是躺着，从你的头或脚趾开始，然后以你的方式从一端逐步移至另一端。先做几次深呼吸，然后完全呼气。在进行身体扫描时，你只需将注意力慢慢转移到身体的各个部位，一个接一个：脚、小腿、大腿、臀部、腰部、上背部和肩膀、腹部、胸部、拳头、前臂、肱二头肌、颈部、头部和面部。在保持深呼吸的同时，专心感受你从每个部位中注意到的所有感觉。你可以通过渐进式的肌肉放松来深入这个练习，吸气时小心地绷紧每个肌肉群，呼气时轻轻地放松，然后转移到下一个肌肉群。把你的体验记在笔记本上。在网上有很多这个练习引导版本，你可以找到一个你喜欢的方法并多次重复练习，这有助于你更好地学习这个技巧。

建立健康的身心连接（mind-body connection）

长久以来，人们一直在争论身心之间的关系。其中蕴含的哲学问题超出了本书的关注范围，但身心的联系是不可否认的。我们很早就知道大脑可以和身体交流。你想到即将到来的会议或考试并感到紧张，你的心跳加快了一点，你变得紧张不安。大脑告诉身体存在焦虑的原因。但我们也知道，从身体到大脑的神经通路（80%）比从大脑到身体的神经通路（20%）更多。我们的身体可以告诉大脑我们是饿了、热了还是冷了。同样，我们也可以通过呼吸、落地或放松练习来告诉大脑我们是安全的，不必恐慌。

·练习： 五官感觉（five senses）练习

当你感到担忧或有压力时，通过将你的意识带入当前所处的空间和时间，让它们落地是向大脑发送镇定信息的绝佳方法。让意识落地的方法有很多。在你平静的时候练习这些技巧会使你在感到不安的时候更容易使用它们。试试 5—4—3—2—1 这个练习吧。识别下面的内容并把它们写在你的笔记本上。每当你感到焦虑或需要帮助立足于当下时，你可以在心里做这个练习。

➤ 五种你能看到的事物。

➤ 四种你能触碰的事物。

➤ 三种你能听到声音的事物。

➤ 两种你能闻到的事物。

➤ 一种你能尝到的事物。

平静你的情绪

我绝不会告诉你，正念可以神奇到在一夜之间治愈你的痛苦情绪。但是，正念的确是有帮助的。我们将在第七周到第九周学到，情绪在我们的生活中起着重要的作用。它们向我们和他人传达重要的信息。它们也会让人不知所措，当这种情况发生时，我们往往会想让它们停止。不过我们知道，回避或压抑情绪最终会让它们变得更糟。为了管理我们的情绪，我们首先必须承认并辨别它们。这里面的诀窍就是不要依恋情绪，不要跳上那列会让我们感觉更糟的情绪化的"火车"。可以这么说，正念让我们能够以微小的距离进行观察，不让自己被情绪主导而保持在当下。这可能相当具有挑战性，但通过练习就能掌握这项技能。

·练习：　注意你的情绪

　　如果你先在情绪不那么激动的时候练习，那么在困难的时刻，你就会更容易掌握和使用这个技巧。拿起笔记本，写下你正在经历的一种情绪。从一种你能识别但不是太强烈或难以承受的情绪开始。一旦你确定了这种情绪，给它一个 0～100 的评分，100 表示你所感受过的最强烈的情绪，把它写下来。接下来，对自己说，"我注意到我正感觉到_____"（悲伤、快乐、焦虑、困惑、沮丧，等等）。

　　所以，与其说："我太生气了!"，倒不如这样说："哦，看！我正在愤怒""我注意到我正感到失望"或者"你好，焦虑"，等等。在你练习了一段时间之后，注意看看在这样重新构建情绪之后，你对这种情绪的评分是否有所下降。你会惊讶地发现，这种微小的差距能给你带来多大的不同。

关 键 信 息

· · · · · · · · · · · ·

正念是一种有悠久历史的练习，有许多应用和益处。在这里，你只能得到一个概览，但这是一个很好的开始。我们的目标不是始终生活在一种正念状态中，而是在任何时刻都能够运用它。

通过留出时间和空间来练习，我们更有可能建立练习正念的新习惯。虽然我们的主要目标是能够在生活中保持在当下，但我们也会获得更多的好处，比如更放松、更专注、增强大脑和身体的连接，甚至是更大的平静感。

本周的要点是：

➤ 要有目的地练习正念。

➤ 在学习的过程中不要评判自己。

➤ 坚持不懈。

➤ 自由是值得通过努力学习新事物而获得的。

利用痛苦忍受管理危机

It may feel like the night will never end,
but morning will come.
你可能会感觉黑暗永远不会结束， 但黎明终将到来。

在本书的第一部分，我们探讨了辩证法，或者说对立平衡。我们发现辩证行为疗法的主要辩证思想是接受和改变。这种平衡不仅是辩证行为疗法治疗师所采用的治疗方法的平衡，也是我们需要学习的技能类型的平衡，因为我们既要接受现实，包括忍受我们的困难，也要改变我们所能改变的事情。正念和痛苦忍受侧重于接受我们当下的现实，而我们在本书的后半部分学习的情绪调节和人际关系技巧则侧重于改变和解决问题。

忍受痛苦是为了渡过这些困难的时刻，而不使其变得更糟，或者说为了渡过一个充满难以遏制的情绪和冲动的夜晚，而不增加有问题的应对方法。在接下来的三周中，我们将集中学习帮助我们渡过危机并接受我们无法改变或者当下还无法改变的事情的技能。

什么是痛苦忍受（Distress Tolerance）?

· ·

　　每个人都会经历压力，比如那些让我们感到紧张或需要额外的精力来应对的情况。截止日期、冲突、生活变化……所有这些事情都会给人带来压力。这些事情可能会给我们带来大大小小的压力，但通常我们总可以找到解决的方法。

　　痛苦不同于压力。痛苦是一种状态，当我们的情绪状态使我们大脑的理性部分——前额叶皮层感到超载时，就会出现这种状态。我们大脑的情绪部分和逻辑部分像一个支点一样相互平衡。在任何特定时刻，都有一部分更活跃，但通常它们会相互制衡。不过也有一些时刻，当大脑情绪部分变得过于活跃时，它会超越逻辑部分。在这些时刻，我们想不出办法来摆脱痛苦。我们必须缓解情绪，或者重置我们的神经系统，让它平静下来。

快速的 TIP 技能

· · · · · · · · · · · · · · · ·

TIP 技能专门用于情绪唤醒程度极高、神经系统超负荷或高度警觉的情况。可以在你的情绪非常强烈，以至于你无法处理信息或想不清楚还能做什么的时候使用这个技能。TIP 由 Temperature（温度）、Intense exercise（高强度的运动）、Paced breathing（有节奏的呼吸）和 Paired muscle relaxation（配对式肌肉放松）的英文首字母缩写组成。这些技巧都能刺激你的神经系统的副交感神经或称之为镇静神经，帮助快速降低兴奋性。

温度（Temperature）

TIP 中的 T 代表温度。这种技能是我们在辩证行为疗法中首先教给使用者的技能之一。它非常容易实施，而且见效非常迅速。改变体温可以迅速降低情绪的强度。屏住呼吸，把脸浸入冰水中 30 秒，几乎可以立即使你的心率从运动目标范围降到休息范围。发生这种情况是因为它触发了所谓的潜水反应（dive response），这是一种神经系统无意识的生理重置。

注意：水温应保持在 10℃ 以上。如果你有心脏病或饮食障碍的病史，请在尝试这种方法之前咨询医生。后面的练习会提供一些适应方法。

高强度的运动（Intense exercise）

TIP 中的 I 代表高强度的运动。如果你在情绪上感到不知所措，无法让自己平静下来，去跑步或参加一些其他的运动活动可能会非常有帮助。同样地，这样做的目的是让你的心率达到目标范围，然后一旦运动结束，心率就会自然下降。

如果你身体条件不许可，无法做这种运动，或者对你来说有氧运动不可取或不可行，你仍然可以找到移动或改变你的视线的一些方法。换个环境，呼吸下新鲜空气，欣赏外面的风景，以及活动你的肢体或身体的任何运动都能让你的大脑意识到你没有被情绪困住，可以关掉神经系统的警报了。身体被困住的感觉绝对会加剧我们的恐慌，而任何运动和呼吸都可以帮助对抗它。

有节奏的呼吸（Paced breathing）

TIP 中只有一个 P，但包含了两个技巧。TIP 中的第一个 P 代表有节奏的呼吸。许多呼吸练习都能达到类似的效果，包括方形呼吸法、4-7-8 呼吸法和瑜伽中的各种呼吸方式。放慢你的呼吸是一个比较好的方式。吸气计数 4 下；停止吸气，屏住呼吸，计数 7 下；再呼气计数 8 下。呼气的时间要比吸气时间长一些，至少长几次计数，这一点很重要。这是因为呼气会刺激神经系统中的负责镇静的副交感神经。你练习有节奏的呼吸的次数越多，你就越容易随时随地使用它。这是一项可以在公共场合使用的很棒的技能，因为你这么做的时候没人会注意到。

配对式肌肉放松（Paired muscle relaxation）

TIP 中的第二个 P 代表配对式肌肉放松。这是另一种技巧，你可以在网上或正念应用程序中找到教程。你也可以现在就开始练习。找一个舒服的地方坐下或躺下，从你的头或脚趾开始。每次锻炼一对身体部位，让肌肉紧绷几秒钟，然后迅速放松，然后运动下一对肌肉群。除了要注意出现肌肉问题之外，这是一种非常有效的放松身体的方法，它也会向你的大脑传递信息，告诉大脑可以平静下来。

· 练习：　冷水浸泡（cold-water plunge）

在盆里或水槽里装满冰水，屏住呼吸，把脸浸入水中 30 秒。如果有必要，可以每 15 秒起来呼吸换气一次。检查前后的心率。你感觉如何？

如果你无法完成这个完整版本的冷水 TIP 练习，也可以尝试其他替代版本。比如将冷水洒在脸上或手腕上、握住一块冰块、喝一些非常冷的东西、在脸上敷一个冰袋、洗个冷水澡或者跳进冰冷的湖里或游泳池中。这些替代方法可能不会像冷水浸泡那样迅速产生效果，但同样可以帮助你平静下来。

用 STOP 技能为自己争取一些空间和时间

纵观辩证行为疗法，莱恩汉指出，我们的情绪会伴随行为的冲动。当害怕的时候，我们会想要逃跑。当生气的时候，我们会想要攻击。当我们爱的时候，我们想要拥抱。有时这些冲动行事是可以理解的，比如在危险迫在眉睫的情况下，逃离或逃避让我们恐惧的源头。然而，当我们在处理痛苦或难以遏制的情绪时，我们的行为冲动往往是任性的，会让我们陷入麻烦或使情况变得更糟。学会放慢节奏，明智地回应，而不是被动地反应。这可以帮我们处理已经遇到的问题，而不是因为冲动的尝试来逃避或避免不适而带来更多后果。这也意味着我们的自尊会受到更少的打击。如果我们能让自己慢下来，明智地行事，我们就能为自己争取一些时间并保持对自己的掌控。

莱恩汉已经认识到了争取时间的有效性，并开发了 STOP（停顿）技能，这可以作为我们想要中断危机势头时，首先可以做的事情之一。

停止（Stop）

当你感觉自己快要失控时，让自己停下来。原地停住——定格在你所处的位置。在身体上让自己停下来，一动不动。还记得在第一章中我们讨论过心理练习对养成新习惯的重要性吗？在这项技能中，你可以将心理练习与身体练习结合起来，帮助你的大脑建立一个新的连接：停止行为可以阻止你跟随强烈的冲动以一种破坏性的方式行事。你建立的新连接里，你在除了旧的、习惯性的行为以外，还有另一种选择。在这种情况下，新的选择就是你可以使用这些技巧在行动之前为自己争取一些时间。

后退一步（Take a step back）

后退一大步。在刚开始学习这项技能的时候，如果可以的话，可以先通过身体来练习。然后，可以变成情绪上的后退。你打断了可能正在建立的冲动行为的势头，并告诉你的大脑去做相反的事情或者至少慢下来。这会让你从某种情况中获得确切的或象征性的空间，给你思考的时间。深呼吸，直到冲动开始消退或强烈的情绪开始平静下来。

观察（Observe）

观察你周围和内心正在发生的事情。注意自己的想法、情绪和身体感觉。注意别人是如何表现或回应的，以及他们是如何参与到你所经历的事情中的。汇总事实，想想在这种情况下你能做什么。使用正念不加评判地收集信息。正念并不是一种独立于其他技能的技能，而是其他技能的基础。观察可以把正念的意图和注意焦点带到危机时刻，让我们对真正发生的事情有清晰的认识，而不是被我们的冲动和情绪卷走。

谨慎地处理（Proceed mindfully）

有目的地行动。弄清楚你的目标是什么，然后采取必要的行动来实现它。问问自己，从长远来看，什么能让事情变得更好，而不仅仅是什么能让你现在感觉更好。如果有一个经常给你带来麻烦的行为，用同一身体部位做一些不同的事情。例如，如果你的嘴巴总是因为大声喊叫给你带来麻烦，可以用你的舌头去数牙齿的数量。这样的动作可能听起来很傻，但这些练习是打断习惯性行为和创造新的可能性的有力方法。

这些技巧不仅为你赢得了更多的时间，而且还向你的大脑传达了新的运作方式。如前面所讲的，身体部分有助于巩固这些新的连接。一旦你练习了这项技能，它就会成为一个内化的过程。

· 练习：　STOP 练习

S（停止）：想象一个经常会导致你冲动行为的情况，想象它就发生在此刻。想想它所带来的情绪，并识别冲动的行为欲望。待在原地不动，当你开始感受到那种情绪和冲动时，定格在原地。可以继续想象你有多沮丧，但要保持静止，一动不动。

T（后退一步）：当你感到想要大声喊叫或逃跑的冲动时，后退一步，给自己一些空间。

O（观察）：环顾四周。注意你周围正在发生的事情。这种情况还在发生吗？你的身体内部发生了什么？你的思绪在飞速运转吗？心跳和呼吸加快了吗？你握紧了拳头吗？试着观察事实，不要妄下结论。

P(谨慎地处理)：根据你所观察到的，想一想当下可能发生的事情。这个问题能立刻解决吗？还是等一等更好？你能做些什么来帮助你忍受它吗？是不是要先离开，睡一觉，第二天早上回来再处理？你现在要怎么做才能照顾好自己，以后才不会为冲动的行为感到不舒适呢？

在笔记本上写下每一个字母代表的环节的具体体验。回想一下你过去冲动行事导致的进退两难的情况，你可以将以上方法用于这些不同的场景中。我们的目标不是让你为过去感到难过，而是为了帮助你找到在未来更有效的应对方法。

·练习：　保持停止

当你感到情绪高涨的时候，可以每周至少练习三次 STOP 技巧。在没有危机的情况下练习，更有可能让你在陷入危机时想起该技能。请参阅下面的示例，然后在空白图表处填写你自己的情况。

情境	情绪或冲动	你观察到的内容	你是如何处理的
客户在工作中贬低我	生气、羞耻、想躲起来或冲出去	他们不停地在我说话时打断我，要求我提供帮助，要求见我的领导。我的脸很红。我的肩膀感到很紧张，但胃部不紧张；有逃跑的冲动；我的领导是支持我的	确保我的领导正在介入处理，请求休息一会，回到休息区，深呼吸，用冷水洗把脸，平复好心情再回到工作岗位

情境	情绪或冲动	你观察到的内容	你是如何处理的

做一个双重利弊清单

· ·

做一个利弊清单通常对做决策很有帮助。双重利弊清单（double pros-and-cons list）会更有帮助。要做到这一点，你要列出按冲动行事的利与弊，然后列出不按冲动行事的利与弊。这看起来可能是重复的，但你会惊讶于产生结果和细微的差异是多么重要。

我们来看一个例子。假设当你感到不堪重负的时候，你的习惯是喝酒，直到你不再感到有压力。一份双重利弊清单可能是这样的：

	利	弊
按冲动行事 （冲动：喝酒）	迅速地感觉良好一些 短暂地感觉良好 不必考虑压力 不必解决问题 不必去感知	问题始终没有解决 成本 宿醉 羞耻/内疚感 复发 关心你的人会感到担心和失望
不按冲动行事	没有内疚感 无需花钱 关心你的人无需担心 可以解决问题 学着不去回避 使用其他技巧 对自己感到满意 没有宿醉或复发	必须要面对自己的情绪 无法逃避 做起来有难度 不是一个快速的解决方案

双重利弊练习

这是一种在危机中通常不容易使用的技能。我建议在你没有危机的时候，坐下来列个清单，把它放在手边，这样当你真的陷入危机的时候，你可以查看它，提醒自己有清晰的思路。提醒自己，你表现出有技巧的、可以清晰思考的、有信心的时刻，这是帮助你在陷入危机时有技巧地行动的关键。它还能帮助你记住这一刻不是永恒的。

找出一个你正试图去改变的反复出现的问题行为，并填写下面的清单。完成你的清单之后，再回过头来，在列表中那些看起来比其他条目更有影响力的条目上画上星号（＊）、圈起来或者高亮标示。不一定是内容最多的类别就表示最有影响力，而是找出对你来说能帮助你做出决策的最重要的关键因素。

	利	弊
按冲动行事 （冲动：＿＿）		
不按冲动行事		

· 练习：　日常双重利弊练习

双重利弊也可以用于日常的决策。你可以随意使用下面这个表格来试着做一个非危机性的决策。

	利	弊
按冲动行事/做一个决定 （冲动/决定：＿＿）		
不按冲动行事/不做这个决定		

关 键 信 息

. . . .

在本章中，我们学习了一些额外的危机生存技能。这些技能可以帮助我们忍受极端困难的时刻，而不会让事情变得更糟。我们已经学习了一种起效非常快速的技能（TIP），一种为我们争取时间的技能（STOP），以及一种让我们有机会提前计划的技能（利弊清单）。通过这些技能，我们正在建立应对痛苦的方法，将增强我们的自信和自尊，因此我们变得越来越熟练。

本周的要点是：

➤ 通过利弊清单提前计划。

➤ 使用 TIP 技巧刺激负责镇静的副交感神经，重置你的神经系统。

➤ 在对强烈的情绪采取行动前，使用 STOP 技巧来给自己争取一些时间。

第五周

利用痛苦忍受来度过这一周，而不让情况变得更糟

Things don't have to be perfect. I can get through this if I
just slow down a little and get some space from my emotions.

事情不必尽善尽美。

只要放慢脚步，让自己远离情绪的牢笼，我就能渡过难关。

　　本周我们将继续学习在危机生存方面的技能。这些技能将帮助你从当下的困难中获得一些空间，这样你就不会跟随破坏性冲动去行动或做出冲动性的回应，从而使自己陷入麻烦或让情况变得更糟。例如，"IMPROVE"技能（imagery（意象）、meaning（意义）、prayer（祈祷）、relaxation（放松）、one thing in the moment（一次只做一件事）、vacation（休假）和encouragement（鼓励）），可以充分地改变当前的时刻，让它变得更容易忍受，同时又不会让你完全脱离当前的情境。这些技能需要练习。当我们感到不堪重负时，它们不会自然而然地出现，除非我们在没有陷入危机的时候排练过。练习这些技能的次数越多，在你感到困难的时刻你就越有可能想到运用它们。

所谓的"危机"是什么?

· ·

　　危机(crisis)是一种单一、有时间限制的真正痛苦的体验。当想法或情绪变得非常强烈,感觉它们要压垮你时,说明你正处于危机之中。也许某件事触发了一段痛苦的记忆,情绪已经积累了一整天,而你感到疲倦,再也没办法压制它们,或者你与某人发生了冲突,觉得事情不可能会好转,因此你无法相信自己能挺过去。也有可能是几种情况叠加在一起,造成了没有立即的解决方案的情况。比如你刚刚花了很多的钱,家里面没有食物,房租又到期时,这时突然收到了意料之外的账单。这种无法忍受又无法立即解决的情况,就是所谓的危机。

　　危机生存技能(crisis survival skills)是专门设计来帮助我们渡过危机或超负荷的时刻,而不让情况变得更糟糕。当感到痛苦时,我们经常会有做出冲动行为或有害行为的强烈欲望,虽然这种行为可以让我们在当下感觉更好,但从长远来看只会让事情变得更糟。这些技巧是为了让我们更能忍受这种时刻或情况,从而使我们可以恢复到一个稳定的情绪状态。然而,如果我们过于频繁地使用这些技巧,那么在我们真正需要解决问题的时候,它们就会变得不那么有效。我们逃避解决的问题也可能在我们逃避的过程中变得更糟糕。重点是要记住,这些是在陷入危机时使用的工具,而不仅仅是在我们感到不适的时候就使用的。

危机生存技能

· · · · · · · · · · · · · · · · ·

辩证行为疗法的目标之一是减少那些在过去可能有帮助，但现在正在降低我们的生活质量或阻碍我们前进的行为。对不同的人来说这些行为可能有所不同，但有一些常见的行为包括自我伤害、成瘾、高风险性行为、过度消费、暴食和催吐、各种形式的发泄愤怒或逃避行为。我们处理行为的优先顺序为：危及生命的行为、干扰治疗的行为、降低我们生活质量的行为。那些持续让周围的人担心的行为也可以归入无效行为的范畴。

危机生存技能旨在帮助我们渡过不可避免的极端困难的时刻，而不采取这些无效行为。因为这些无效行为虽然可能会暂时帮助我们感觉更好，但从长远来看，它们往往会带来更多问题。

转移注意力的技能

当你要被情绪压垮、不能立刻解决问题时，或者你必须在紧张的情况下工作时，转移注意力是有用的。如果我们用这个方法来回避情绪，就容易过度使用。然而，在危机中，转移注意力可以极大地帮助我们避免采取有问题的冲动行为。当我们不能或暂时不能解决导致痛苦的问题时，转移注意力可以为我们赢得一些急需的时间。转移注意力能让我们把注意力集中在情绪和担忧之外的事情上。

使用智慧心念 ACCEPTS 技能转移你的注意力

这里列出了一些你可以用来转移注意力的活动类型。记住这七种分散注意力的技巧的一个有用的方法，就是他们英文名称的缩写 ACCEPTS。让我们与痛苦保持一些距离，转移注意力可以帮助我们以一种明智的方式行事，即使我们现在还没有特别明智的感觉。有时，它还能稍微转变一下情绪。

活动（Activities）——参加一项能吸引你注意力的活动，可以帮助你从情绪中解脱出来：

➢ 看一场表演

➢ 听音乐

➢ 去散个步

➢ 锻炼

➢ 制作一些东西

贡献（Contributions）——帮助别人能让你忘记自己的烦恼：

➢ 为他人做些好事

➢ 做志愿者或为某项事业作贡献

➢ 发一条温馨的信息

➢ 打电话给朋友，询问他们近况如何

技巧	危　　机	什么时候/你做了什么	尝试时间
活动	和妈妈吵架	看一场电影	2 小时
贡献			
比较			
情绪			
推开			
想法			
感觉	因为我的约会对象没有给我发信息而烦恼	去跑步，然后冲一个热水澡	1 小时

比较（Comparisons）——帮你意识到这一刻并不是永恒的：

➢ 把你自己和情况更糟的人进行比较

➢ 观看关于其他人的问题

➢ 回忆一段你感觉有所不同的时光

情绪（Emotions）——做一些能触发其他强烈情绪的事情：

➤ 观看喜剧片、恐怖片或其他情感电影

➤ 听抒情音乐

➤ 阅读一本书或旧信件

摒弃(Pushing away)——暂时将情绪完全摒弃：

➤ 想象将这一情况放入架子上的一个盒子里面

➤ 精神上或者身体上暂时地抽离出这一情境

➤ 拒绝思考任何困扰你的事情，当脑海里出现想法时说"不"

技巧	前后情绪强度(0~100)	经　历
活动	85/55	让我忘记了这件事，让我笑了
贡献		
比较		
情绪		
摒弃		
想法		
感觉	90/65	仍然很紧张，但能够入睡

想法(Thoughts)——暂时想一下其他事情：

➤ 以 7 的倍数向前数到 98 或向后从 98 数到 7

➤ 玩拼图

➤ 背诵一首诗或唱一首歌

➤ 观看或阅读一些东西

感觉(Sensations)——让你的身体参与到其他活动中：

➤ 泡澡或淋浴

➤ 运动

➤ 跳舞

➤ 握住冰块

➤ 挤压一个球或拧一条毛巾

· 练习： 智慧心念 ACCEPTS 技能练习

每项技能至少练习两次。使用上面的表格，在你的笔记本上记录你的体验。

· 练习： 制定一个转移注意力的计划

针对经常让你感到痛苦的情况制订一个转移注意力的计划。把它挂在卫生间的镜子上或放在床边，这样当危机发生时就很方便获取。提前计划和回顾计划也意味着你更有可能在需要的时候想到它。请查看下面关于某一种情况和计划的示例。然后使用同样的格式，为你经常遇到的情况制订你自己的计划。

情 况	出现的情绪/冲动	尝试的技巧
等待朋友或者伴侣回复	害怕他们消失，自我批评，想要自我伤害，想要不停地发信息，不断地提要求	邀请室友和我一起看一场喜剧电影(活动、情绪)，如果在看电影的时候又出现这些想法，就把它先放到一边，喝点热水(感觉)

自我安抚技能

. . . .

自我安抚是另一种帮助调节神经系统的身体技能。其目标是激活神经系统的平静部分。这样做会帮助你稳定情绪，因为你的身体会向你的大脑传递安全和平静的信号。自我安抚是一种正念技巧，它能把你的注意力带到当下，对自己表达善意和同情。

自我安抚可以在痛苦或危机中使用，也可以作为一种常规练习来减少你的脆弱性或未来产生强烈情绪反应的可能性。

用五官感觉来安抚自己

使用五官感觉来自我安抚有助于我们忍受痛苦，降低我们的脆弱性。当你开始思考什么可能安抚你时，这里有一些关于如何使用感官的建议。

视觉：看一些美好的事物：星空、你爱的人、美丽的事物或你去过的地方的照片、宠物或爱人的照片、整洁的空间、大自然、艺术品/表演。

听觉：音乐、自然的声音、让你感到安全或关爱的人的声音、城市的声音、歌声或演奏乐器的声音、有节奏的声音、白噪音。

嗅觉：大自然、鲜花、香水、香熏蜡烛、茶、巧克力、精油、咖啡、新车的味道、烘焙的味道、新割的草地、能勾起美好回忆的怀旧气味。

味觉：薄荷茶、巧克力、抚慰人心的食物、一些不常吃的特别食物、用心地品味一种味道。

触觉：舒适的毯子或袜子、喜欢的毛衣、晃动的玩具、冷敷或热敷、润肤露、泡澡或淋浴、厚厚的毯子、抚摸你的狗或猫、拥抱某人、非冲动性的亲密行为。

· 练习： 自我安抚工具包

制作一个自我安抚的工具包。从以上每个类别中选择 2~3 种——不用局限于上面列出的项目，可以发挥创造。想想那些你曾经使用过的东西，或者那些能安抚你的物品。把这些物品放在一个盒子或袋子里，或者放在一个容易取用的架子上，以便需要或想要的时候就能拿到它们。要经常使用你这个工具箱。甚至你还可以再另外做一个便携的工具包，放在你的车里或包里，带着去上学或上班。在这里写下一些你可能想要放入自我安抚工具包的物品：

· 练习： 安抚自己

　　当你感受到一些强烈的情绪时，识别这种情绪，并从 0 到 100 对它进行评分。把它写在你的笔记本上。从以上每个类别/感官中选择一个项目，并用它来对自己表达善意。在有意识地自我安抚之后，再次评估这种情绪。把它写在你的笔记本上，并写下你对这次经历的观察。

通过改善（IMPROVE）当下渡过危机

　　有些时刻是如此痛苦，以至于让人感到无法忍受。如果我们能改变它们或解决问题，无疑是最好的办法。然而，有时候我们无法改变现状，或者暂时还不能改变它。在这种情况下，我们有一些方法可以改变当下的一些动态，让它变得更容易忍受。IMPROVE 由 imagery（意象）、meaning（意义）、prayer（祈祷）、relaxation（放松）、one thing in the moment（一次只做一件事）、vacation（休假）和 encouragement（鼓励）的英文首字母的缩写组成。这些 IMPROVE 技巧可以帮助我们从略微不同的角度看待困难和自己，这可以让我们更容易忍受目前的不适。其中一些技巧可以改变我们对自己或情况的看法，一些技巧可以改变我们身体的反应，还有一些技巧可以帮助我们专注于接纳当前的时刻，而非执着于当下。

　　尽管这些改变或改善当下情况的技巧可能会被过度使用，但通过有意识的练习，它们可以帮助我们应对问题直到我们找到其他处理问题的方法。

意象（Imagery）

　　通过练习，你可以直接使用一个脑海中的画面，或通过想象来创造一个与你现在所处的情境不同的、安全的情境。它可以是你在智慧心念中创建的一个安全的房间，也可以是你去过或想去的一个地方。想象一下，设计一个可以让你远离冲动或破坏性欲望的安全空间。你会在那个空间里放些什么来保护自己呢？

　　需要注意的是，如果你想在危机中使用这种技巧，你必须在没有危机的时候经常练习它。

意义（Meaning）

　　为了在痛苦中生存，赋予痛苦经历一定的意义是有帮助的，这是一个由来已久的信念。有些人通过他们的宗教或精神观点找到了这种意义，另一些人则是通过帮助有相似经历的人来找到这种意义，也有一些人可能会试图关注他们在挣扎中学到的东西，或者使他们变得更强大或更有韧性的方法。还有一些人会在糟糕的情况下寻找一个小的积极因素。这里的目标并不是建议我们应该喜欢我们的苦难。这项技巧只是给你一个选择，把你的视角从单纯的痛苦慢慢转变为一种感觉，即还有更重要的事情，我们的痛苦可能不完全是徒劳的。

祈祷（Prayer）

在这种情况下，祈祷类似于全然接纳，这个概念我们将在第六周讨论。祈祷是对我们所处的时刻敞开心扉，而不是我们对希望所在的时刻。是关于寻求力量来渡过这一时刻，并以开放的心态接受它。这并不是要逃避眼前的痛苦，而是要渡过它，或许可以以这样的观点来看待，即我们在其中并不孤单。对一些人来说，这意味着与上帝的连接，而对另一些人来说，这是对一种不那么明确的高等力量、宇宙或人性的信仰。这种信仰可能是清晰的，也可能是模糊的。祈祷可以有多种形式，当你保持在当下的时候，可以尝试不同类型的祈祷。

放松（Relaxation）

放松行为不仅限于结构化放松练习。放松行为是指通常能帮助你平静下来的活动。当我们平静时，我们更容易清晰地思考，避免做出带来麻烦的决策。什么样的活动能让你放松呢？也许是看一场演出、做瑜伽、泡澡或淋浴、深呼吸、做一件手工、听一段冥想音乐或者喝一杯热茶。

一次只做一件事（One thing in the moment）

回顾我们在第2周学习的正念"怎么做"技巧，专注于做一件事，一心一意地。这项技巧需要练习。当你不堪重负时，可能很难集中注意力。然而，如果你训练自己只专注于一件事，确定可以帮助你找到一些空间和时间来处理你的感受和想法，你只需要面对这一时刻。它可能是一个痛苦的时刻，但你可以把你所有的注意力集中在这一刻，从而忍受这份痛苦。

休假（Vacation）

暂时离开日常的工作生活，休息一会儿。做一些能让你从当下的痛苦中解脱出来的事。确保这样做不会在以后造成不良后果。在短时间内——从几分钟到不超过一天——休息一下。这项技巧不是要逃跑或回避责任。这是一个有意识地喘口气和补充能量的时刻，并增加你的储备。这可以是小睡一会儿，逛逛树林，阅读一本有趣的书，或者把手机关一会儿。有目的地使用这个技巧，而不是无意识地。给自己放个小假。

鼓励（Encouragement）

给自己打气加油。当你关心的人遇到困难或怀疑自己时，你会对他们说什么？你如何认可和鼓励他们？你希望别人如何鼓励你？那么，对自己这么做吧。当你发现自己觉得无法应对或处境没有希望时，给自己打打气。这并不是要人为地将消极思维转变为过度积极的思维。而是给自己一个现实的、可信的激励。所以，与其说"我处理不了这个"，不如说"我能行"。如果你觉得这个说法听起来不太可信，可以从"我可以试试"开始。

·练习：　我的 IMPROVE 时刻

在 IMPROVE 技巧中选择几个活动来进行练习。本周每天尝试一种活动，共练习三次，并留意你活动前后的情绪变化。记录下你活动前后的情绪，并从 0 到 100 进行评分。写下你所做的事情和你的体验。不断尝试每种 IMPROVE 技巧，直到找到最适合你的。然后在你没有陷入困境的时候继续练习这些技巧，这样当你陷入危机的时候就能派上用场。在你练习的过程中继续写下你的体验，这样你就可以回顾并看到自己的进步。这将是学习管理危机的一个重要部分。

活动前情绪/冲动：_____

情绪评分（0~100）：_____

IMPROVE 技巧：_____

我实际上做了什么：_____

活动后情绪评分（0~100）：_____

想法/体验：_____

_____

· 练习： 重新定义自我挫败

找出当你感到困惑时出现的三个自我挫败的想法。写下这些想法，然后写下一个可以在你与消极的想法斗争时，帮助你转化视角的挑战性或鼓励性的语句。可以使用这个表格记录你自己的想法。

负 面 想 法	挑 战
我心烦意乱时总会搞砸事情，做傻事。	我试着慢下来，仔细思考，这样我就不会一直重复犯错。 或者 我要尝试一些不同的东西。 或者 我要向前看，而不是沉浸在过去。

关 键 信 息

与所有的辩证行为疗法技巧一样，我们正在重塑我们的大脑，以避免当我们在困难时重蹈覆辙，习惯性地走之前的路。使用转移注意力的 ACCEPTS 技能、自我安抚、IMPROVE 技能可以让我们在困难时刻做出选择。这些选择不仅不会让事情变得更糟，而且还会因为我们很好地处理事情，从而增加我们的自信和自尊。有时，通过安抚、暂时转移注意力或者稍微改善一下当前的时刻，就足以减少我们的痛苦，而不必采取一些极端的举措来忍受这一刻。

本周的要点是：

➤ 经常练习；

➤ 为自己争取时间，做出回应而不是被动地反应；

➤ 即使在困难时期，也要尽量保持在当下；

➤ 休息一下是可以的，但不要形成逃避的习惯。

学会接纳你无法改变的事情

There are things we have to accept as reality;
that doesn't mean we have to like them
我们必须接受某些事情为现实；
这并不意味着我们必须喜欢它们。

正如我们在第一章中所讨论的，辩证行为疗法中的主要辩证法是接纳（acceptance）和改变。当人们第一次接触辩证行为疗法时，我们会这样解释：多年以来，你可能已经形成了一些应对的方式。没有人会对你所做的任何事情进行评判，因为显然这些方法是有效的，否则你就不会在这里。所以，我们毫无例外地接受它——与此同时，如果你不觉得需要做出一些改变的话，你也不会在这里。也许这些一直使用的应对方式正在造成问题，或者不再那么有效，所以我们将专注于帮助你找到一些新的应对方式，而不会给问题雪上加霜。

在本章中，我们将学习五种不同的接纳技巧：全然接纳、转念、愿意、浅笑与愿意的手势，以及对当下的想法保持正念。

接 纳 现 实

· · · · · · · · · · · · ·

当人们听到接纳现实（reality acceptance）和全然接纳（radical acceptance）这两个词时，通常会有一种本能的反感，认为他们被告知要"默默承受"或"克服它"。然而，实际上，这并不是接纳现实。接纳并不是赞同我们的痛苦，也不是达到一个可以接受或喜欢我们遇到的困难的程度。相反，它是承认事实，并认识到当我们拒绝接受当前的现实时，我们会增加自己的痛苦。不接受或承认这些事实，我们就无法前进。

当然，这可能是一个令人困惑的概念。那我们为什么要使用"接纳"呢？莱恩汉认为有以下几个原因：

➢ 拒绝接纳并不会让事情变得不同；
➢ 如果我们想要改变一些事情，我们必须首先了解我们所面临的问题；
➢ 尽管我们很想避免疼痛，但是我们无法回避；
➢ 当我们回避或拒绝现实时，我们的疼痛就会变成痛苦；
➢ 接纳能使你从困难中解脱出来；
➢ 虽然接纳的过程中可能会伴随悲伤，但最终会带来内心的平静；
➢ 我们必须经历痛苦才能摆脱它。

· 练习：　接纳现实

想想你的生活中那些难以接受的事情。它可以是很简单的事情，比如你希望是晴天，但下雨了，或者你不是一个早起的人，却不得不早起去上学或上班。如果你接纳了事实，情况会有什么不同呢？

【示例】

情况：雨天。

接纳事实后，会有怎样的不同：会带把雨伞，不会穿皮鞋。

全然接纳

全然接纳的一种生活观念是：转变，它远远超出了应对危机的范畴。在感到痛苦和沮丧的时刻，它也有实际影响。全然接纳是接纳现实，但是更深层次的接纳。两者的区别是："接纳现实"是承认和容许我们当前状况的事实，而"全然接纳"是内心深处的完全接纳，包括思维、心灵和身体。全然接纳针对的是那些非常难以接受的事情。

全然接纳不是放弃改变那些可以改变的事情，不是对伤害过你的人心怀温情，也不是赞同我们所经历的一切，而是接受事实：我们都有局限性，即使有痛苦，生活也是有价值的，一切事情都是由别的事由引发的——不要与"所有事情的发生都是有原因的"相混淆——你只需要了解其中的过程就能理解原因。

· 练习：　循序渐进地全然接纳

这个练习很漫长，但当你试图接受生活中一些痛苦的事情时，你可以一遍又一遍地反复练习。注意，这里也提到了一些其他几周的技能。你可以返回那些章节进行参考。

1. 注意到你正在反击或对抗现实。记住你试图接纳的内容。不加评判地描述事实。

2. 提醒你自己，这是当下的现实。制订一个帮助你采取接纳心态的声明，比如："这就本该如此"（即，事情是有原因的）。

3. 分析你试着接受现实的原因，回顾过去，了解是什么事情导致了现状。

4. 练习用全方位自我（思维、身体和精神）来接纳。释放你身体的紧张感，这样才能摆脱思维上的拒绝感。

5. 练习相反的行动。与其对抗情绪，不如练习采取一种开放的姿态。想象自己正在接受。

6. 提前应对。制订一个应对恐惧情绪的计划。

7. 留意出现的任何感觉，并带着好奇心对待它们，不带评判地允许它们存在，然后观察它们消退。

8. 当悲伤、失望和伤心涌上心头时，让它们顺其自然。不要压抑它们或让愤怒分散注意力。如果需要，可以使用危机生存技能。

9. 承认生活是有价值的，即使伴随着痛苦。当你在与痛苦斗争或评判它时，给自己一些空间去注意和忍受痛苦。

10. 做权衡利弊练习。回顾利弊练习，并完成一份关于接纳的练习。

转念

当你发现你的大脑不愿接纳时，要阻止它。一次又一次地，把你的思维从不接纳转向接纳。接纳需要一个选择或承诺才能开始。因为接纳的选择有时只持续片刻，我们必须不断地把思维重新转向接纳。有时这只是一个小转变，有时更像是一个全方位的转向。通过一次又一次地这样做，我们在大脑中形成了一条新的路径，这将使我们更容易沿着接纳的道路前进。

· 练习：　发现自己的不接纳

制订一个计划，意识你什么时候处于不接纳状态，然后把自己带回接纳状态，这可能会很有帮助。请阅读下面的示例，然后根据你自己的情形制作一个计划。

【例子】

情境：我不喜欢我的主管在工作中的某个项目上给我的指导，但她不愿意接受我的反馈，也不愿意更改项目。

你处于不接纳状态的现象：咬紧牙关和肩膀紧绷，愤怒，想离职，拒绝合作。

批判性或不接纳的想法：他们不知道自己在说什么，事情不应该是这样的，我不会这样做，我不能处理这个问题。

改变思维：他们想要的东西和我想要的不同，就是这样，我可以在休息后再做，这很难，但我可以做到。

我可以使用其他几周学到的技能来帮助我立足当下：STOP 技巧、有节奏的呼吸、相反的行动、对我周围物理空间中的某个事物的正念、IMPROVE 技巧。

现在你可以试一试：

情境：_____

_____

_____

你处于不接纳状态的迹象：_____

_____

_____

批判性或不接纳的想法：

改变思维：

我可以使用其他几周学到的技能来帮助我立足当下：

执意 vs. 愿意

执意（willfulness）是指在生活中坚持自己的方式，死抓住不放，拒绝做有效的事情或者寻找解决方案，因为你认为"不应该如此"。愿意（willingness）则相反，它是接受事物本来的样子，并认识到对抗是没有帮助的。愿意是采取一种接纳和开放的姿态，有时正如字面意思那样，双臂打开，两手张开。它是认识到，与事实抗争和拒绝面对事实，除了在已经足够痛苦的基础上再增加痛苦之外，不会给你带来任何好处。

· 练习： 从执意到愿意

描述一个你很任性、固执己见或者拒绝做需要做的事情的情况。

问问自己，保持愿意的威胁是什么：

描述一下你可以如何全然接纳你的执意：

现在，请把你的大脑转向愿意。试着采取一个愿意的姿势和浅笑。

浅笑与愿意的手势

浅笑和愿意的手势是用身体和面部表情来鼓励接纳的方式。有时，当我们无法完全理解我们的思绪时，我们的身体和面部表情可以帮助我们。把我们的面部表情从痛苦变成浅笑，把握紧的拳头变成张开的双手，这样可以向我们的大脑传递这样的信息：我们是开放和接纳的。

浅笑时，脸部从前额到眼睛、脸颊、嘴巴和下巴都要放松。注意它和痛苦的表情的区别。然后把你的嘴角微微上扬。别人可能甚至注意不到，但你会感觉到。

愿意的手势是另一种使用姿势来鼓励接纳的方式。这也是与愤怒相反的一种行为（见第9周）。愤怒会让我们想要改变一些事情，它是接纳的对立面，所以采取一种改变愤怒的姿势可以帮助我们接纳。松开拳头、伸展手指、摊开双手、掌心向上，这就是我们所说的愿意的手势。

·练习：　使用愿意的手势与浅笑

浅笑和愿意的手势能够帮助你更容易接纳和减少愤怒。想一些让你感到愤怒的事情。在想这件事的时候，注意你的面部表情、肌肉和姿势。面部完全放松，然后嘴角微微上扬。你甚至可以照照镜子，这个微笑几乎看不见。当你浅笑的时候，松开你的手，张开你的手指，掌心朝上。放松你的肩膀，呼吸，留意你是否能够保持同一程度的愤怒，并将你的体验记录在笔记本上。

对当下的想法保持正念

对当下的想法保持正念就是不加批判地接纳它们，接纳它们只是暂时的感觉，会出现也会消失。我们倾向于把想法当作事实，并立即对它们作出反应，或是跟随它们，随波逐流。然而，如果我们观察并接受它们作为瞬间的感觉，我们就可以选择与我们的想法建立一种不同的关系。我们常常认为我们必须改变自己的想法，才能减少它们所带来的痛苦，但通过接受它们本来的样子，我们可以在不改变或压制这些想法的情况下减少痛苦。

·练习：　选择你的想法

设置一个 20 秒的计时器。观察在这段时间里出现的任何想法。在计时结束后，把你的思绪转移到今天所做的事情上。回顾一下你从起床到现在的活动，包括起床、刷牙、准备迎接这一天……一直到这一刻。

请注意，在练习的第一部分中，你观察了你的想法，而在第二部分中，你选择了你的想法。反思一下这两种体验的不同之处。

关 键 信 息

· · · · · · · · · · · · ·

接纳是我们在辩证行为疗法中教授的更具挑战性的技能之一。当我们内心的一切都想反驳并叫嚣着"这不公平!"的时候,让自己接纳痛苦的情境在情感上可能是非常困难的。需要明确的是,我们要接纳的只是关于过去和现在的事实,以及对未来局限性的合理理解。例如,或者你如果不擅长运动就不能成为职业运动员。我们经常期望自己接纳歪曲的事情,比如"我从一开始就注定了会失败"或"我将孤独终老"。

在我们试图接纳时,有一些技能可以帮助我们。比如转变思维和对当下的想法保持正念,可以帮助我们在思想上接纳。浅笑和愿意的手势可以帮助我们在身体上接纳。全然接纳和愿意可以帮助我们在思想、身体和精神上一起接纳。

本周的要点是:

➤ 接纳并非赞同。

➤ 接纳是一个过程。

➤ 接纳是改变所必需的,也能带来改变。

➤ 愿意比执意更能让我们得偿所愿。

第七周

通过情绪调节了解你的情绪

Having emotions is part of being human—for better or worse—and really，it's better.
拥有情绪是人类的一部分——不管是好是坏——
而且确实是更好的。

　　人们寻求辩证行为疗法的主要原因之一是：他们觉得被自己的情绪和冲动控制，这些冲动伴随强烈的、难以遏制的情绪。他们希望治疗能帮助他们减少情绪。但是情绪是我们人生经历的一个重要部分，我们的目标不是完全摒弃它们，尽管这看起来很有吸引力。有人说，辩证行为疗法是一种情绪体验疗法，这确实是我们的主要目标之一：能够体验我们丰富的情绪，而不被其支配。我们想要过好自己的生活，而不仅仅是生存。在接下来的几周，我们将重点关注帮助我们理解、引导和管理（或调节）我们的情绪的技能。

什么是情绪调节？

· ·

调节情绪意味着能够在一定程度上控制自己的情绪，包括体验到哪些情绪，什么时候体验这些情绪，体验的强烈程度，以及你如何应对或表达这些情绪。情绪调节（emotion regulation）技能帮助我们准确地理解和识别我们的情绪，减少不必要的情绪，减少因困难情绪而遭受的痛苦，并且不那么容易受情绪心念的影响。我们将在本节中讨论这些内容。重要的是记住，情绪不分好坏，它们本来就存在。我们只是调节或减少无效的情绪。如果情绪发挥着重要的作用，比如传递信息或者以一种对我们有益的方式激励自己或他人，那么我们就不想完全摆脱它们。假装情绪不存在或抑制情绪可能会让我们在那一刻感觉更好，但这通常只是延迟解决问题，而且问题往往会在日后变得更严重。

三种思维方式

在第一周，我们学习了智慧心念，即理性心念和情绪心念之间的一种平衡状态。情绪调节技能的主要功能之一是帮助我们减少基于情绪心念做决策的倾向，使我们更容易进入智慧心念的模式。在智慧心念下做决策会带给我们一种平衡的生活方式，而仅仅基于情绪做决策往往会使我们陷入麻烦。让我们简单回顾一下我们在第一周学过的情绪心念、理性心念和智慧心念。

理性的自我（reasoning self）

在理性心念中，我们往往是客观和超然的。我们无视情绪，而是根据才智、事实和我们认为合理的事物做出决策。当我们在制订计划或遵循技术指导时，我们即处于理性心念中。这在某些情况下可能是有帮助的，但是如果我们不断地排斥自己和他人的情绪，我们就会变得冷漠和错乱。

情绪的自我(emotional self)

当我们处于情绪心念中时，我们会根据感觉做出决策，而不考虑事实或理性。有时我们以为我们在关注事实，但是由于我们高度情绪化，事实会被歪曲了——要么被淡化，要么被夸大。正如第一周提到的，有时我们需要根据情绪采取行动。其他时候，我们也希望凭情绪行事，比如当我们表达强烈的爱意时。然而，经常根据情绪行事意味着做出冲动的决策，一旦冷静下来，我们可能会对此后悔。

明智的自我(wise self)

当我们在智慧心念状态时，我们超越了情绪和理性。智慧心念模式会兼顾两者，并有所发展。你还记得我们在第一章中学习的辩证吗？我们了解到，辩证包含了对立双方的优点，然后为二者又增加了一些内容。如果智慧心念是辩证的，那么我们就会认识到，封闭情绪并不能让我们达到平衡，或让我们综合情绪和理性。情绪和理性都是进入智慧心念状态所必需的。

·从呼吸到智慧心念

虽然我们每个人都有一种与生俱来的智慧心念，但刚开始要获得它可能是一件具有挑战性的事情。许多练习可以帮助你进入智慧心念模式。一个很简单的方法是专注于你的呼吸。

找到一个舒适、支撑良好的位置并安顿下来。当你轻轻地吸气和呼气时，把注意力转移到你的呼吸上。跟随你呼吸的节奏，关注整个吸气和呼气的过程。如果你分心了，只需注意到这一点，并把你的注意力带回来。最终，将你的注意力集中到吸气的最底部，找到你身体的中心。智慧心念没有一个实际对应的身体部位，但是许多人发现专注于他们身体的中心点可以帮助他们感受到他们的"直觉"或智慧心念。你越是练习寻找它，就会变得越容易。

·寻找智慧心念

试试你是否能识别出你正在感受到的一种情绪。命名这种情绪，并注意它在你身体里的感觉。确定一种身体的感觉，注意在情绪出现和消失时你是否能跟随它。注意这种感觉是否有变化。这种情绪是否伴随一种冲动？它是什么？现在询问智慧心念一个问题："按照这种冲动行事是明智的做法吗？"

　　问完这个问题后，安静地等待答案。你并不总能马上就得到答案，但是你问得越多，倾听得越多，就越容易找到明智的答案。

情绪：

身体感觉：

冲动：

这是智慧心念吗？

如果是，智慧心念下的行动是什么？

如果不是，智慧心念会怎么做？

了解你的情绪

· · · · · · · · · · · · · · · ·

正如我们注意到的，情绪会让我们感觉自己像是坐在过山车上或者一辆失控的汽车里，而开车的人不是我们。尤其当情绪很强烈并且难以承受时，似乎我们根本无法控制它们。我们会学习各种管理情绪的方法，但理解情绪是什么，以及它们的作用，我们就能在一定程度上掌握一些控制权。简单地识别和命名一种情绪通常会稍微降低它的强烈程度。如果我们希望理解和管理情绪，用语言来描述我们的情绪是一项重要的技能。

情绪是什么？如何产生？为什么会产生？

什么是情绪？为什么我们称之为感觉？情绪是源于大脑的感觉。它们的产生是突然的、无法控制的，并且它们在身体中形成感觉。正如莱恩汉博士所说："我们称它们为感觉，是因为我们在身体里感受到了它们。"通常来说，我们在意识到我们正在经历某种情绪之前，首先会注意到身体的感觉。

情绪具有几种重要功能。这些功能包括充当一个预警系统，激发我们采取行动，以及向自己和他人传达信息。

据说，一种情绪本身可以持续 90 秒钟，但是身体对一种情绪的反应可以持续大约 20 分钟，除非我们注意到或强化它。如果我们强化或延续它，情绪就会变成一种心境，会持续更长时间。

能对我们的情绪进行分类是掌控情绪的开始。

· 对你的情绪进行分类

在辩证行为疗法中，我们关注 10 种主要的情绪类别。大多数情绪是不需加以说明的，但也有一些需要稍微解释一下。人们通常可以理解的有恐惧、愤怒、悲伤、快乐和爱。在辩证行为疗法中需要澄清的一些情绪如下：

➤ 负罪感（guilt）是指你所做的某件事或你的某个特征违反了你自己的道德准则。

➤ 羞耻感（shame）是指当你的行为或特质让你面临被某个社会团体排斥的风险，而这个社会团体的认可对你很重要。

➤ 羡慕（envy）是想要别人所拥有的东西。

➤ 嫉妒（jealousy）是一种不安全的感觉，担心你的某样东西或某个人可能会受到威胁，或者你可能会失去它。

➤ 厌恶（disgust）是对某事或某人的强烈反感或厌恶。没有厌恶就没有羞耻感。

在你的笔记本上写下这 10 种情绪。尽可能多地列出每一种情绪的同义词或子类别。这能帮你认识情绪的范围和微妙之处。并非所有的生气都是愤怒，并非所有对人的欣赏都是永恒的爱。

主要情绪与次要情绪

主要情绪（primary emotions）和次要情绪（secondary emotions）是指我们体验情绪的顺序。想象一下，当你走到某个公共场所，意识到你仍然穿着毛绒绒的拖鞋。你可能最初会感到惊讶，然后可能是尴尬或者好笑，也许还有羞耻，最后可能是愤怒。如果惊讶或尴尬是先出现的，那它们就是主要的情绪，其他所有的情绪都是次要情绪。次要情绪通常是对主要情绪的响应。我们可能会因为尴尬感到不适而生气，或者我们可能会因为认为自己犯了不被社会接受的错误而感到羞耻。意识到次要情绪是有益的，因为它们并不总是与我们正在应对的情境相符。

· 探索主要情绪和次要情绪

回想一下你对遭遇的情境有不止一种情绪反应的时刻。写下你所经历的情绪。你认为哪个是主要情绪（对情况的直接反应）？哪个是次要情绪？以及你觉得这一情绪是如何出现的？想想这些情绪是什么感觉。你在身体的哪个部位感受到它们？

情境：--

情绪：--

评分（0~100）：

主要情绪：

次要情绪：

身体感觉：

关 键 信 息

· · · · · · · · · · · · ·

情绪调节是辩证行为疗法的核心。了解我们的情绪是如何产生和发展的，并形成准确识别它们的语言和意识，是学习调整情绪和能够体验情绪而不受其支配的关键。能够识别和命名主要情绪和次要情绪是与我们的情绪建立积极关系的第一步。

本周的要点是：

➤ 每个人都有同样的情绪。

➤ 我们不想完全封闭我们的情绪。压制情绪只会延迟处理它们的时间，因为它们会不断地再出现。

➤ 情绪有三种功能：向自己传达信息、向他人传达信息和激发行动。

➤ 我们不需要被自己的情绪控制。

第八周

认识情绪调节困难

Emotions aren't good or bad; they just are.

情绪没有好坏之分， 他们就是这样。

本周，将提供一些额外的背景信息，帮助我们了解如何通过辩证行为疗法技能来理解我们正在处理的模式。辩证行为疗法的模块是专门设计用于治疗本章中提到的每个调节困难的领域。由于情绪调节长期以来一直被认为是调节困难的标志或基础，当我们进一步探索情绪调节模块时，了解它的来源是很有意义的。

在治疗方面，我们致力于确保我们所提供的治疗是解决我们试图治疗的特定问题的正确方法。换句话说，我们希望确保我们正在使用的治疗方法对我们遇到的问题有效。本章中的信息——生物社会理论、调节困难的五个方面，以及作为理解情绪、想法和行为之间联系的一种方式的链锁分析的描述——将帮助你确保这些技能和概念能有效地帮助你。

90

生物社会理论

················

生物社会理论(biosocial theory)是莱恩汉关于边缘型人格障碍(Borderline Personality Disorder，BPD)如何形成的理论。而辩证行为疗法作为一种治疗方法，旨在解决当人们有这种经历时产生的问题模式。虽然许多受益于辩证行为疗法的人并不符合边缘型人格障碍的诊断标准，但我们中的许多人可能会被情绪压倒，被误解或被否定。因此，辩证行为疗法的技能的用处远远超出了疾病诊断的范围。

生物社会理论认为，有些人的情绪就是比其他人强烈，这是生物学上的原因——他们要么生来如此，要么是一些其他的亲身经历所致，如疾病或物质成瘾，改变了他们的神经结构，使其更加敏感和更具反应性。拥有强烈的情绪本身并不一定是个问题。然而，当你把一个有强烈情绪的人放在一个我们称为无效的环境(invalidating environment)中时，他们表现得就好像他们的反应是不准确的、不恰当的或错误的，他们会觉得他们本身存在就是问题。各种环境都可以起到"无效"的作用——虐待、忽视、成瘾、种族主义、阶级歧视、同性恋恐惧症、欺凌和其他令人发指的变化都会造成无效的环境。但是，无效的环境也可能是我们所说的适应不良。很多时候，家人都在尽最大努力照顾和支持孩子，但孩子仍然觉得这个世界很可怕。

根据最近的辩证行为疗法研究，我们对边缘型人格障碍核心特征的看法可能正在转变，因为研究结果表明，对人际痛苦的敏感性可能比对强烈情绪的生物敏感性更关键。随着我们不断学习，辩证行为疗法也在不断变化和适应。

调节困难(dysregulation)的五个方面

莱恩汉的工作一个根本性的独特之处是：她重建了我们对边缘型人格障碍的理解。她帮助我们从将其视为一个人性格中的缺陷，转变为当你理解它们是如何及为什么形成时，就会认为这种行为模式是合情合理的。她认为，其标志性的特征是情绪调节困难的普遍模式，其他四个方面的调节困难都源于此。在本节中，我们将解释调节困难的五个方面。任何人都可能经历这些调节困难，而不仅仅是患有边缘型人格障碍的人。莱恩汉认为，对于边缘型人格障碍患者来说，调节困难可能出现在生活的各个方面。不断有研究表明，人际冲突和压倒性情绪之间是相互作用的。换句话说，它们是相互促进的，这导致我们形成了一种应对方式，可以帮助我们在短期内避免痛苦，但从长期来看可能并不有效。

辩证行为疗法的每个技能模块旨在帮助我们培养这些领域的技能，如下所示。

情绪调节困难（emotion dysregulation）

情绪调节困难的普遍模式表现为情绪被激发时的高度敏感性和强烈反应。人们的情绪似乎无处不在，从高涨到消退，或从激烈到冷静瞬息万变。情绪通常非常强烈，愤怒往往也在这种情绪中占很大比例。这与人们难以将情绪视为瞬间的或将关系反应视为暂时的有关。

情绪调节模块旨在帮助培养理解和管理情绪的技能，以及能够在不受情绪压倒或控制的情况下体验情绪的技能。

人际调节困难（interpersonal dysregulation）

正如你所想象的，当一个人的情绪非常强烈，或者体验很混乱时，这将会在他们的人际关系中表现出来。人际关系和连接模式，也可能同样混乱。通常，其他人在努力学习如何应对情绪的"过山车"。但在现实中，这些人往往会放弃，无论是字面上的还是情绪上的。因此，人们经常会产生一种完全可以理解的对被抛弃的恐惧，且继续干扰人际关系。

在人际效能模块中，重点是培养在维持关系和自尊的同时，有效地提出我们需要的东西或拒绝要求的技能。

自我调节困难（self-dysregulation）

这个方面涉及自我感知困难或者说自我感知不安全/不稳定。当理解自我在与他人如何反应的关系中的目标不断变化时，即使在相互之间的关系发生变化时，也很难看到那些没有改变的自我的部分。对成年人来说，这可能表现为一种长期的空虚感。对青少年来说，它往往表现为一种持续的无聊感，或即使有很多事要做，也不感兴趣或不关心。

核心的正念技能非常关键，它可以帮助一个人学会体验现实和真实的自我，而不受舆论、过去和未来的担忧、评判和不断变化的关系所影响。

行为调节困难(behavioral dysregulation)

当一个人频繁地经历情绪混乱时,为了逃避或回避这种情绪,冲动行为很可能会随之出现。自我伤害、药物滥用、危险性行为、入室行窃、鲁莽驾驶及其他行为都很常见。

痛苦忍受技能可以帮助我们在不采取这些冲动行为的情况下渡过危机。我们建立起自信心,能够容忍不适,而不是逃避或回避它,我们也了解了接纳对帮助减少我们的痛苦的力量。

认知调节困难(cognitive dysregulation)

认知调节困难是指分离和偏执的思维过程。刻板、非黑即白、思维僵化都是这方面的一些例子。分离是一种脱离的心理过程,当生活"太繁重"时就会产生。它是一种保护机制,防止我们的思维和系统负荷过重。这是我们长久以来一直想要摆脱的事情,但当生活变得难以承受时,这也是可以理解的。

痛苦忍受技能也有助于应对不同程度的认知痛苦。

· 练习： 探索调节困难的五个方面

想想这五个方面是否会出现在你的生活中。哪个最符合?在某个方面的经历会导致另一个方面的经历吗?例如,情绪混乱是否会导致出现自我意识或冲动行为的问题?或者人际冲突是否会导致情绪起伏?把你的想法写在笔记本上。

· 练习： 我的体验是什么?

如果考虑这个问题不会引起太大的痛苦,写下生物社会理论中你觉得适用于你的相关方面。回想过去有时会导致困扰的情绪。如果思考生物社会理论让你感到苦恼,可以考虑和治疗师讨论这个问题。可以使用一些自我安抚的技巧来帮助你缓解不适。可以参考第四周的内容,其中提供了一些关于如何自我安抚的建议。

情绪和行为之间的联系

· ·

正如我们在上一章所讨论的，能够识别和理解我们正在经历的情绪是学会管理它们的开始。仅仅识别和标记一种情绪就能稍微降低一些它的强度。了解我们的情绪、反应和行为之间的关系，会对我们控制自己行为模式的能力产生更大的影响。请记住，在行为疗法中，情绪、想法、行动和身体感觉都被视为行为。让我们解释一下情绪是如何导致行为的，以及我们如何利用这种理解来减少我们的一些问题行为，并增加一些有技巧的行为。

情绪是如何转变为行动的

你是否曾听人说"你让我很生气"或者"这让我很伤心"？我们通常认为某些情况或其他人的行为会导致情绪或行为，但实际情况比这更复杂。在辩证行为疗法中，我们理解情绪和行为之间联系的主要工具之一是链锁分析（chain analysis）。在链锁分析中，我们查看外部和内部动态链中的关键环节，以此了解我们是如何从某个事件转到某个行动或行为的。我们感知或解释事件的方式是导致我们产生情绪（大脑/身体的变化）的原因，然后这些变化导致了冲动，常常会引发导致麻烦后果的行为。让我们看一个例子。

在辩证行为疗法中，有这样一句话："我们追踪的事物会发生变化。"当我们在日记卡上记录情绪、冲动和行为时，我们开始看到情绪、冲动的状况，以及使用我们试图改变的目标行为之后所经历的情绪。通常来说，我们试图改变的目标行为实际上并不是问题本身，而是解决问题的尝试。为了停止这种行为，我们需要找到另一种方法来解决导致出现这种行为的问题。在下一页的图表中，喝酒和发送愤怒言语的短信都是解决因为持续的家庭冲突而感到糟糕的问题的尝试。

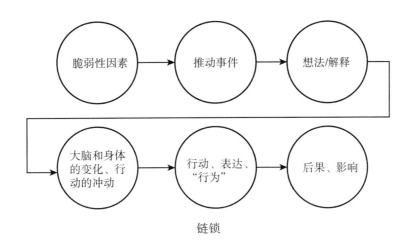

链锁

·练习： 链锁分析： 弄清楚发生了什么

想想某个事件导致你试图改变行为的时候(选择一个不会引发情绪失控的事件)。你能识别在推动事件和你的动作或行为之间发生了什么吗？你在想什么？你当时有什么感觉？你的身体体验到什么？是否存在脆弱性因素，比如感到特别疲劳或已经备感压力？写下你所能记得的关于推动事件和行动之间发生的一切，以及之后发生的一切。你最初是否感到如释重负？你的支持系统是否以某种方式做出回应？你是否陷入羞愧或自责之中？如果你回答、思考时卡住了，可以问问自己："接下来发生了什么？"

如何做到这一点，没有所谓正确的方法，但这里有一个链锁分析的示例。使用后续的空白表格尝试自己的链锁或在你的笔记本中重新创建一个链锁。反复地探索你的链锁，可以让你深入了解为了改变行为可能需要改变什么。一旦你填写完这个表格，可以回去圈出那些看起来最有可能导致使用目标行为的因素。

脆弱性因素	推动事件	想法、信念、解释
• 昨晚没怎么睡觉 • 感冒了 • 工作压力大	• 和我妹妹争论怎么帮助妈妈打扫房子	• 我无法处理这个 • 这不公平 • 他们都希望我做完所有事 • 没人关心我的生活 • 我现在没有时间 • 我永远都做不好

情绪、感觉、冲动	行动、表现、行为	后果、影响
• 感觉紧张、肩膀紧绷 • 拳头紧握 • 腹部沉重 • 伤心 • 气愤 • 内疚	• 喝了一瓶酒，给妹妹发一个表达愤怒的短信	• 暂时缓解了一些 • 对于发的短信感到内疚 • 对喝酒感到羞愧 • 陷入自我憎恨 • 妹妹的感情受到了伤害 • 妈妈很担心

脆弱性因素	推动事件	想法、信念、解释

情绪、感觉、冲动	行动、表现、行为	后果、影响

· 练习： 遗漏环节分析——什么会有帮助?

在链锁分析中，为了弄清楚我们是如何产生问题行为的，我们会问："发生了什么?"链锁的另一面是所谓的遗漏环节分析（missing links analysis），我们会问，"什么是有效的?"为了弄清楚什么可以帮助我们在某些情况下更有效率，我们会提出以下问题。这些示例来自我们用于链锁分析练习的相同场景。

记住，我们的目的不是让我们为自己做错的事感到内疚或羞愧，而是为了帮助我们弄清楚以后如何变得更有效率。

【示例】

我知道什么样的有效行为会有所帮助吗?

_____是_____否

如果不知道，是什么妨碍了我？

我感到疲倦，情绪激动，不经思考就采取行动了。

我怎么才能解决问题呢？

我本可以告诉我妹妹我累了，并在明天早上再和她谈谈。

我是否愿意采取必要的行动？

_____是_____否

如果不愿意，是什么妨碍了我的意愿？

我对妹妹很恼火，不想合作。

我是否曾考虑过变得更有效？

_____是_____否

如果没有，我如何解决问题，以便更有可能想出更有技巧的方法？

我可以练习更多有帮助的技能(比如 STOP)，锻炼我的人际交往能力，在回复她的短信前多花点时间思考。

尝试根据自己的情况回答下列问题：

我知道什么样的有效行为会有所帮助吗？

_____是_____否

如果不知道，是什么妨碍了我？

我怎么才能解决问题呢？

我是否愿意采取必要的行动？

_____是_____否

如果不愿意，是什么妨碍了我的意愿？

我是否曾考虑变得更有效？

_____是_____否

如果没有，我如何解决问题，以便更可能想出变得更有技巧的方法？

关 键 信 息

· · · · · · · · · · · · ·

在本章中，我们研究了一个理论，它促使我们理解边缘型人格障碍是如何发展，以及它是如何在人们生活中体现的。我们还研究了一个模型，解释了事件如何导致想法和人们对它的解读，然后导致身体和情绪变化，最后产生行动。这里介绍了链锁分析的基础知识，以及它在改变不再适合你的行为模式方面所发挥的作用。

本周的要点是：

➤ 情绪敏感性和无效环境的相互作用导致了有问题的情绪驱动行为。

➤ 情绪没有好坏之分，它们只是情绪。

➤ 事件本身不会导致情绪和行为冲动，对事件的解读才会如此。

➤ 虽然并不容易，但是分析你的情绪和行为，可以帮助你朝着改变它们的方向迈进。

降低情绪的脆弱性并改变情绪反应

Emotions sometimes feel like they're never going to end,
but they will change, and we can change them.
情绪有时似乎永远不会结束，但它们会发生变化，
而我们也能改变它们。

虽然我们会学习调节情绪的相关技巧，但是调节情绪不仅仅是在情绪出现时改变或消除情绪。情绪平衡或管理我们情绪波动的一个关键部分就是在情绪出现之前减少我们的情绪脆弱性。我们在生活中的平衡度越高，面对挑战时，我们就越不容易被它压倒。这样，当情绪确实出现的时候也会是在我们的管理能力之内，而我们只有在必要或适当的时候才会采取行动。

在本周中，我们将学习一些具体的技能来降低剧烈情绪反应的可能性，同时也将学习一些技能来缓解强烈的情绪。首先，让我们先弄清楚是什么使我们更有复原力或更脆弱。

使用 ABC PLEASE 技能

· · · · · · · · · · · · · · · · · · · ·

提高我们的情绪复原力的最重要方法之一是过上一种我们认为有价值的生活。当我们按照自己的标准过着有意义的生活时，我们就会更容易应对困难的事情。正是我们生活中的事件和环境，以及我们对它们的反应，共同决定了我们是否幸福。其中也包括照顾好我们的身体，因为身体健康有助于我们的情绪复原力。

ABC PLEASE 技能提供了一些开始或继续营造这种生活的实用方法。缩写词 ABC（A 指 accumulate positives，B 指 build mastery，C 指 cope ahead）包括一些旨在帮助我们减少情绪思维的脆弱性的技能。这些技能帮助我们积累积极的体验来平衡困难，建立成就感和掌握感，以及提前应对将出现的困难。缩写词 PLEASE（P 指 physical illness manage，L 和 E 指 balanced eating，A 指 avoiding mood-altering substances，S 指 balanced sleep，E 指 exercise）主要关注照顾我们的身体，这样我们就能更有韧性地面对生活中的情绪挑战和困难。身体和思维/情绪是密不可分的。如果你的身体失去了平衡，你就会更容易受到负面情绪的影响，更有可能情绪化地做出决策。

积累积极情绪（Accumulate positives）

我们都有需要花费精力和资源的职责，也都有一些痛苦的经历。为了平衡这些，我们还需要短期的积极或愉快的事件来产生积极的情绪、长期的有意义的体验，以及朝着我们的目标和价值观迈进的积极行动。

我们需要把东西存入我们的情绪银行账户，而不仅仅是从里面提取。为此，我们必须：

1. 短期内积累积极体验：拥有能产生积极情绪、平衡消极情绪的积极体验非常重要。积累积极情绪还可以抵制为了避免消极体验而回避所有经历的倾向。这只会让我们错失积极的体验。

2. 长期内积累积极体验：所有的生活都是值得过的，但当我们试图改善自己的生

101

活时，重要的是用对我们有意义的、符合自己的价值观和优先事项的事情来充实生活。请注意，价值观可以随着时间的推移而改变。

3. 一旦我们了解了自己的价值观和优先事项，我们就需要设定目标并为之采取行动。

·练习： 定义你的个人价值观

对于生活中指导我们的个人价值观的探讨超出了本书的讨论范围，但我们可以从这里开始。请尽可能多地标记出来你认为很重要的价值观。如果列表中没有，可以自己添加上去。然后把清单缩小到五个项目。接下来，将范围缩小到一个或两个，并选择一个用于进行下一步练习。

☐ 人际关系   ☐ 丰富的精神世界

☐ 归属感   ☐ 安全感

☐ 拥有权利和影响力   ☐ 看到所有事物的美好

☐ 成就感   ☐ 为某项事业作出贡献

☐ 快乐和满足   ☐ 自我发展

☐ 兴奋和新奇   ☐ 正直

☐ 受人尊敬   ☐ _____

☐ 自主   ☐ _____

当你把范围缩小到几个价值观后，选择一个采取行动。写下你可以做的三件事来实现你的价值观。

要努力实现的价值观：..

....

可能的三种行动：..

....

选择一项行动并在今天执行：...

....

培养掌控感（Build mastery）

我们都需要感到自己是有能力的。学习新事物，培养新能力或掌控感，是拥有值得的生活的一个重要部分。事实上，只要我们还活着，我们的大脑就有能力学习新的事物。当我们进入成年后期，我们往往不愿意把自己置身于有机会学习新事物的新环境中。当我们允许焦虑和回避支配我们时，我们也会这样做。有意识地做一些事情来建立成就感是很重要的。我们应该想办法挑战自己，而不是打败自己。随着时间的推移不断提高难度是其中的关键。

想象自己是一名撑杆跳运动员。对现在的你来说，越过设置的最高障碍可能太难了，但通过时间和练习，你终将能够达到这一水平。

· 练习：　尝试新事物

提前确定并写下每天要尝试的一件事，本周至少尝试三次。它们可以是不同的事物，也可以是实现更大目标的一个步骤。做一些有挑战性但可以实现的事情：不要太容易，也不要太难。设置太简单的任务不会给你带来成就感，那些太难的事情会让你感到受挫。逐渐增加难度可以让你不断进步。当你成功完成每一步时，无论多么微小，都要庆祝一下。

记录你的成就，当你需要激励的时候再回来看看。

提前应对（Cope ahead）

提前应对是一种技能，可以用于当你知道即将面临一个具有挑战性的情境时。它包括三个部分：计划如何有效地应对预期的困难；想象自己身处其中并熟练或有效地处理它；然后放松下来，将技能和自信联系起来。想象和制订计划一样重要，因为你会激活大脑中使用这项计划的部分的新连接，基本上在你进入这种情境之前就建立起了信心。类似于本书前面讨论过的心理练习，放松是这项技能的重要组成部分。

·练习： 准备和练习

在你的笔记本上，确定一个你想提前应对的场景。是家庭聚会，演讲还是工作面试？接下来，请按照以下提示操作：

➤ 命名那些可能会出现并让你难以运用技能的情绪和冲动。

➤ 决定你将使用的技能或方法。

➤ 想象你自己此时正处于这种场景中，非常详细地想象，包括一些细节。

➤ 大声排练这个场景，从头到尾演练一遍并以熟练的方式应对。练习如何应对可能出现的各种情况或问题，包括最糟糕的情况。你也可以像写剧本一样把这部分写下来，然后用它大声地排练。

➤ 排练后练习放松技巧。(不要跳过这一部分！)

管理身体疾病(manage Physical illness)

如果你有任何身体疾病，无论是暂时的感冒、长期的疾病，还是慢性疼痛，都可能使你更难处理情绪问题。尽你所能地去治疗和控制疾病或疼痛，可以增加你对情绪困难的抵抗力。

均衡饮食(baLanced Eating)

确定什么样的食物和饮食计划能让你长期感觉良好是很重要的。这包括不要吃得太多或太少，避免血糖飙升，不要吃那些让你身体或情绪不舒适的食物。如果你在饮食方面存在一些复杂的问题，这可能会是一个挑战，但制订一个一致的计划是很重要的。

避免使用影响情绪的物质(Avoiding mood-altering substances)

使用非法药物或酒精来管理或避免情绪压力是非常诱人的，但实际上使用它们会降低我们抵抗负面情绪的能力，而且随着时间的推移，往往会增加负面情绪。依赖物质来管理情绪会导致成瘾。

均衡睡眠（balanced Sleep）

一个稳定的睡眠时间表和充足的睡眠时间可以增强你的复原力。如果你正难以入睡或正在应对抑郁症，这一点尤其重要。睡眠过多或过少都会对身体、心理和情绪健康产生负面影响。尽量每天在同一时间睡觉和起床，避免在睡觉前看电子屏幕。

锻炼（Exercise）

运动非常重要。它能帮助我们从情绪中解脱出来。如果你能做到，坚持锻炼很关键。我们知道，每周进行 5~7 天，每次 20 分钟的有氧运动就能达到很好的效果，并起到抗抑郁的作用。如果这对你来说是不可能实现的，你仍然可以做一些其他形式的伸展运动或活动。即使是到外面走走路，也能给你带来一些好处。

改变不想要的情绪

· ·

对于任何造成困难情绪的情况，我们首选的应对方式是解决导致这种情绪的问题。只有当我们无法解决问题时，我们才会选择其他技能，比如改变情绪。本节中的技能是用来改变不想要的情绪的，包括与事实不符的情绪、无法让你实现目标的情绪，以及符合事实但在当前情况下过于强烈的情绪。首先，我们将学习识别和命名我们的情绪。然后，我们将学习如何判断我们的情绪是否符合当前的实际情况。最后，我们将学习如何使用相反的行动，来减轻无效或不想要的情绪。

注意：对于本节中的练习，我们将按照相同的场景进行每个技能的练习。

识别和命名你的情绪

如前一章所提到的，能够简单地命名一种情绪就是一种技能。当我们想要调节自己的情绪时，准确地了解自己的确切感受和是什么导致了我们的感受是很重要的。我们识别自己的情绪及其诱因时越明确，就越能更好地改变它们。请尝试以下练习，来帮助你更清楚地了解如何准确地识别你正在经历的情绪。

· 练习： 识别和标记情绪

在下面空白处，确定一种你正在经历的情绪，并用 0~100 的评分标准对情绪评分。然后写下你的身体感觉、肢体语言或伴随情绪的冲动。

接下来，写下你认为触发这种情绪的事件。尽可能多地列出你能想到的这种情绪的同义词或子类。最后，确定这些同义词中是否有一个更符合你的体验的词。现在，再次评估你的情绪强度。此处包含了这项练习的完整版本，可帮助你开始练习。

情绪：恐惧

评分（0~100）：55

身体感觉/语言：心跳加快、肌肉紧张、呼吸急促、双臂交叉、弯着腰、想逃跑或脱身

触发事件：不想和同事一起参加派对

同义词：担心、焦虑、忧虑、尴尬、害怕、害羞

新情绪名称：焦虑、害羞

评分（0~100）：45

情绪：_____

_____

评分（0~100）：_____

_____

身体感觉/语言：_____

_____

触发事件：_____

_____

同义词：_____

_____

新情绪名称：_____

_____

评分（0~100）：_____

_____

核对事实

有时候我们想改变我们的情绪。在这样做之前，我们需要核对事实。这并不意味着我们在质疑我们是否应该有这样的感觉。核对事实意味着确定一种情绪是否符合当前的实际情况。正如我们在第八周学到的，我们的情绪是我们对事件的解读（interpretations）的反应。有时，收集事实会影响或改变我们的解读，然后可以改变我们的情绪，或者至少让我们知道改变情绪是有意义的。单纯假设我们的解读或想法是正确的，有时会导致极端的情绪或其他的问题。

_____

· 练习： 核实你的情绪

问自己以下问题，并在提供的空白处记录你的答案：

➤ 我想要改变的情绪是什么？评分(满分 100 分)。

➤ 是什么事件激发了这种情绪？

➤ 我对这一事件的解读是什么？

➤ 我是在假设有威胁吗？给它贴上标签。(强烈或痛苦的情绪通常来自威胁感或对可能出现的负面结果的担忧)

➤ 确定其他可能的结果。

➤ 如果威胁真的发生了，最糟糕的情况是什么？(通常情况下，它并不像我们恐惧的那样糟糕)而更可能发生的是什么？

➤ 我的情绪或其强度与事实相符吗？

我想改变的情绪：_____

_____

评分(0~100)：_____

_____

诱发事件：_____

_____

我的解读：_____

_____

可能的威胁：_____

_____

其他可能的结果：_____

_____

最糟糕的情况/可能的情况：_____

_____

我的情绪或其强度与事实相符吗？_____

_____

确定你的行为冲动和你想要的结果

情绪有与之相关的固有的行为冲动。例如，恐惧的冲动是逃跑或回避，愤怒的冲动是攻击，爱的冲动是拥抱。有时候，根据这些冲动行事是合理的，也是完全合适的，比如面对咆哮的狮子时想要逃跑。而有时候立即根据冲动行事则会给我们带来麻烦，或者至少是不必要的。如果我们已经核对了事实，并确定我们的情绪或其强度不符合当前实际情况，我们可能就不会想根据冲动行事。也有可能我们需要推迟对当时或我们所处的情境中的冲动采取的行动。决定是否根据冲动采取行动，可能取决于行动的可能结果是否与我们希望实现的目标相匹配。

·练习： 明确你的冲动

让我们考虑一下在你的场景中，这种冲动可能是什么？查看方框中的示例，然后在提供的空白处回答以下问题：

情绪	行为冲动
恐惧	逃跑/回避
生气	攻击
悲伤	脱离/孤独
羞耻	隐藏/回避
爱	拥抱

你现在的情绪是什么样的？

....

....

你的情绪伴随什么冲动？

....

....

现在立即采取行动会有效吗？

....

与你的智慧心念联系：你的冲动是如何使你接近或远离目标的？

上周，我们回顾了心念的三种状态——理性、情绪和智慧——我解释了进入智慧心念需要练习。我们越多地练习调整到智慧心念，我们就越能依靠我们的能力来做出平衡的、明智的决策，而不是情绪化的决策。在决定是否按冲动行事时，智慧心念可以帮助我们判断它是否有效。

·练习：　问智慧心念一个问题

如果你仍然不确定是否对这种冲动采取行动，问智慧心念一个问题："在这种情况下，表达这种情绪或对此采取行动会有帮助或有效吗？"

记下对这个问题的明智的回答。如果你还不确定，给它一点时间，等待答案。等待还有一个额外的好处，那就是为你争取了时间，让你决定采取行动是否有道理。练习这一点将帮助你最终能够更容易地在智慧心念下行事。

采取与冲动相反的行动

既然我们已经核对了事实，并确定了相关的冲动，下一步可能需要采取相反的行动。如果我们的情绪和冲动与当下的事实相符，并且是恰当的，那么我们就已经采取了行动。然而，如果我们认定，按照它们采取行动不会让我们达到想要的目的，那么我们可能需要采取相反的行动。相反的行动是一种生物学的技能，实际上，它能帮助我们改变大脑的化学物质。正如我们在本书中其他地方讨论过的，我们的身体可以与大脑进行沟通。做与冲动相反的事，这种情绪就会开始下降。

当开始相反的行动时，确保让行动去负责改变情绪的主要工作。不要同时减少或压抑自己的情绪。让相反的行动来完成这项任务。

·练习： 确定相反的行动

记住，采取相反的行动，是用于你已经确定某种情绪是不合理的，你不想按冲动行事的时候。在我们工作派对的例子中(识别和标记情绪的练习)，这一情绪是恐惧。焦虑作为恐惧的一种形式，符合事实，但其强度却不符合事实。如果冲动的行动是逃跑或回避，那么相反的行动将是接近，或者无论如何都要去参加。在相反的行动栏中列出的技巧是那些会产生生理变化，使情绪下降的行动。你可以根据自己的情况来做这些事情。阅读表格后，请回答后面的问题。

情绪	冲动/行为 (如果是合理的)	相反的行动
恐惧	定格、逃跑、回避、掌控	反复做你害怕的事、接近它
愤怒	反击、回避、克服障碍	温和地回避、友善对待、尝试理解对方
厌恶	清除、清理、影响他人、回避或推开	走近他人、友善待人、从他人的角度去想象事物
羡慕	提升自己或你的生活、让别人公平、贬低别人的财物、回避他们	不要破坏别人的东西、珍惜自己的幸福
嫉妒	保护你所拥有的、离开这段关系、努力变得更有吸引力/为之奋斗	放开对他人的控制、与他人分享、不窥探、不回避
爱	与某个人在一起、接触、抓住、拥抱、避免分离、为他们奋斗	避开与那个人接触、从对他的想法中转移注意力、避免联系、提醒自己为什么爱是不正当的
悲伤	难过、挽回/替换丢失的东西、重建ABC技能、请求并接受帮助	积极参与/行动、避免逃避、掌握主动权、充分参与愉快的活动
羞耻	隐藏不被接受的东西、讨好他人、改变、避开那些不赞成的人、寻找新的人	向那些不会拒绝你的人展示你的特点、毫不掩饰地重复、道歉和修复(如果是合理的)、原谅自己
内疚	寻求宽恕、弥补过失、修复伤害、接受后果、承诺改变	做让你感到内疚的事情(如果内疚是不合理的)、把它公开、寻找新的社交群体

我在前面的练习中确定的与冲动相反的行动是什么?

　　在我的情况中，我可以通过哪些具体的方式来做这个相反的行动？

110%的相反行动

　　相反的行动是那种"你付出多少，就会收获多少"的情况。如果我们只在某种程度上采取相反的行动，我们只会得到某种程度的结果。我们去参加派对，站在一边，只和我们已经很熟悉的人交谈，我们可能会感到不那么紧张，但我们可能不会在离开时感到自信和有能力。然而，如果我们带着自信的姿态走进去，与在场的每个人交谈，看着他们的眼睛，微笑，进行交谈，并表现得自信，将产生更好的结果。

· 练习：　全力以赴

　　在你所处理的情景中，找出你全力以赴的相反行动。继续你在上一个练习中确定的相反行动，你如何更进一步地采取这种相反的行动？进行相反的行动，必要时重复。一次又一次地重复做。

　　我要全力以赴的相反的行动是什么？

　　我做了之后感觉怎么样？

我现在会如何为我最初的情绪评分？（满分 100）

继续练习相反的行动，直到情绪或冲动平息

继续相反的行动，直到这种情绪或冲动开始下降至少一点点。如果你在情绪下降之前就离开了，你可能会强化与这种不符合事实的情绪的联系。继续相反的行动，直到情绪发生变化，你才能在大脑中建立新的联系，并教会它让情绪平息是可以的。

持续练习相反的行动是很重要的，即使它很具挑战性。有时候它会立即见效，而有时候则需要重复。试着不要陷入这样的思路：这是行不通的，因为改变并不总是立竿见影的。这与我们采取完全相反的行动所需要的信心背道而驰。

·练习： 练习身体姿势

练习至少三种与不同情绪的冲动相反的身体姿势。在你的日记中写下练习时的感受。

关 键 信 息

· · · · · · · · · · · ·

　　在本章中，我们讨论了调节情绪的两大类方法。首先，我们了解到，让自己变得更有复原力、更不容易被压垮或过度紧张的最有效方法之一，就是过一种有意义、有价值的生活。另一种降低脆弱性的方法是保持身体的平衡。拥有一个尽可能平衡的身体，意味着我们不太可能被强烈的情绪冲击。

　　本章的后半部分重点讨论了在强烈的情绪已经出现时减少情绪的技能。我们学习了如何识别我们的情绪、核对事实和采取相反的行动。

　　我们的情绪模式已经伴随我们很长时间了。要改变它们并不容易，但我保证这是可以做到的。

　　本周的要点是：

➤ 拥有你觉得有价值的生活将让你不断前进。

➤ ABC PLEASE 技能将会是你的最佳伙伴，并助你取得成功。

➤ 情绪很重要，压抑情绪只会让情绪变得更强烈。

➤ 相反的行动是科学的——你的身体可以说服你的大脑相信一切都会好起来的。

利用人际效能理解你自己的需求

It is okay to ask for what we need, and it's okay to say no.
我们可以提出我们的需求， 也可以拒绝。

在本周中，我们将学习一些关于有效沟通所伴随的挑战，包括强烈的情绪和有时与之伴随的情绪模式。我们还将思考如何在任何给定的人际互动中确定我们的优先事项。

最后，我们将专注于能够在人际关系中提出我们的需要或者拒绝别人的请求。我们将开始学习一些核心的人际效能技能，这些技能使我们能够得到我们所需要的，维持我们的关系，并维护我们的自尊。

什么是人际效能?

· ·

如前所述,辩证行为疗法中的人际效能技能旨在帮助我们平衡我们的目标、人际关系和自尊。它分为三种类型,这里将简要介绍。在接下来的 3 周里,我们将重点关注第一类:在任何特定的互动中,培养实现你的目标或目的所需的核心技能,同时维持关系和自尊。这些核心技能是所有人际交往的基础,包括其他两类技能:寻找并保持关系,结束破坏性的关系;走中间道路,或平衡关系中的接纳和改变。在本书中,我们没有足够的篇幅来讨论最后两类技能,但它们是你需要考虑的重要概念,因为建立积极的人际关系是让你的生活有价值的一部分。

情绪和关系是如何相互作用的

正如我们在第 8 周所讨论的,人际关系困扰和情绪困扰之间存在着复杂的相互作用。那么,这对学习人际交往技能意味着什么呢?

首先,这意味着,如果我们在人际交往和沟通方面遇到了一些挑战,我们的情绪会变得强烈,把事情弄得一团糟,并不是只有我们会这样。患有边缘型人格障碍或者经常有强烈情绪模式的人被告知他们控制欲强、要求苛责,像"被动攻击"这样的术语被拿来用在他们身上,或者他们被描述为过于激烈。当你考虑到有这些模式的人一生都在被误解,并且经常因为他们表达情绪或与他人相处的方式而受到批评时,那么意料之中,他们的人际交往技能和自信可能需要一些提升。控制、撒谎、责备、威胁、过度紧张、依赖、在理想化("你是完美的、了不起的")和贬低("你一无是处,我受够你了")之间变动等常见的模式,会让人们陷入混乱关系的循环,因为他们只知道这些。请记住,我们试图理解的是这些行为的作用及它们产生的原因,而不是去评判那些利用这些行为生存的人。

我们将要学习的技能主要是在不牺牲关系或自尊的前提下,为我们提供新的工具,让我们在各种关系中得到我们想要的或需要的东西,而不仅仅是在浪漫关系中。

·练习：　明确你的优先事项

当你与一个人互动时，无论是提出要求，还是拒绝他们的要求，了解你在互动中的优先事项是很重要的。想一想你生活中当前的、即将发生的或最近的一次互动。下面的列表中给出了一些示例，请在下面的空格处写下你的情况。接下来，决定这三个优先事项(目的/目标、关系和自尊)中的哪一个在这一刻最重要，并把它写下来。在接下来的三周里，我们将花更多的时间来阐明这些优先事项的含义，所以不要担心是否"正确"。

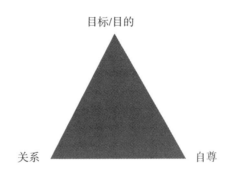

目标/目的

关系　　　　　　　自尊

情境：

1. 在商店买牛奶。

2. 要求加薪。

3. 工作五年后要求加薪。

4. 对一个经常要求你为他们代班的人说"不"。

5. 因为生病而拒绝朋友。

优先顺序：

1. 目的/目标

2. 与上司的关系

3. 自尊心

4. 自尊自重

5. 客观的或考虑关系

情境：

1. ....

117

2. _____

3. _____

4. _____

5. _____

优先顺序:

1. _____

2. _____

3. _____

4. _____

5. _____

练习 DEAR MAN 技能

· ·

　　DEAR MAN(如你所愿)技能是帮助我们尽可能有效地实现目标或目的的指导方针，无论这个目标是提出要求，还是拒绝请求。当我们试图在一个话题上坚持或维护自己的立场时，它们也是很有帮助的。在接下来的几周，我们将在这些基础上学习 GIVE 技能和 FAST 技能，这两项技能可以帮助我们根据在某一情况下的总体目标决定我们想要维持的基调。无论我们的目标是保护我们的关系还是维护我们的自尊，我们都将继续使用 DEAR MAN 的基本自信技能。

　　当你把 DEAR 的四个步骤(描述、表达、直言和强化)放在一起时，你就有了一个开始对话的剧本。在学习每个步骤时，我们将使用上一个练习中的示例。我鼓励你在做每一个练习时，都使用你在自己生活中确定的同一个情况。

描述(Describe)

　　就像我们在正念章节中所做的那样，我们将从描述这种情况开始。重要的是要避免评判，只描述事实。这会引导对方了解你的目标，让你们两个人达成共识。当你试图决定要包括哪些事实时，情绪有时会使事情变得棘手。退后一步，想想一个局外人可能会看到什么。当你描述的时候，你并不是在提出任何要求，你只是在介绍话题。下面是一些描述技能的示例：

描述示例
在商店购买牛奶："我需要买些牛奶。"
要求加薪："我想要加薪。"
工作五年后要求加薪："我在这里已经五年了，却没有像其他人一样获得持续的加薪。"
对一个经常让你替他们代班的人说"不"："我不能每周都替你代班。"
因为生病而拒绝朋友："今天不能见面了，因为我生病了。"

· 练习： 描述情况

　　使用上一个练习中的示例，尝试写下你自己的描述性陈述。尝试几次，专注于只描述该情况的基本事实，不要评判或解读，也不要找借口或理由解释你为什么提要求或说"不"。

表达(Express)

　　简要地表达你对当前情况的感受或看法。告诉对方你自己的一些反应会帮助对方理解你真正想要的是什么，或者为什么这对你很重要。这可能会让人感到有点惊慌，但让他们知道你的想法是如何产生的是很重要的。这也会让人觉得我们在试图操纵别人，但事实并非如此。我们只是让人们知道我们的感受，以及是什么促使我们与他们沟通。下面提供了一些表达技能的示例：

表达示例
在商店购买牛奶："我担心我的孩子会吃不饱。" 要求加薪："我相信这是我的工作表现应得的。" 工作五年后要求加薪："我觉得我应该得到相应的重视，因为我工作很努力，而且总是按时上班。" 对一个经常让你替他代班的人说"不"："我已经工作了整整一个星期，我自己的日程安排已经让我非常疲惫了。" 因为生病而拒绝朋友："我不想让你失望。"

·练习： 表达你的感受

在提供的空白处，将你的"表达"添加到上一个练习的"描述"中。同样，试着尽可能简单地表达你的感受，尝试两三次，不带有任何指责或责备。

直言（Assert）

直言就是明确地提出你想要什么，不含糊其辞。尽量做到简洁明了。不要指望对方能读懂你的心思，也不要指望对方能知道你在要求什么或拒绝什么，也不要要求对方。即使你觉得你不需要要求，但清楚地说出来更有效。勇敢地说出来。坚定而自信不仅能让你的要求变得更清晰，而且还能增强你的自尊。

直言示例
在商店购买牛奶："你能帮我给牛奶结账吗?"
要求加薪："你能批准加薪吗?"
工作五年后要求加薪："我是在要求你给我加薪。"
对一个经常让你代班的人说"不"："我不能每周都帮你代班。"
因为生病而拒绝朋友："我没有办法跟你们一起聚会"或"我们能重新改个时间吗?"

·练习： 你自己的直言

继续你的情况，试着在空白处写下几种直接表达自己观点或者明确地提出你的要求的方式。

强化(Reinforce)

强化就是强调如果别人满足了你的要求，那么他们将获得好处。如果你花点时间从他们的角度考虑你的要求，你可能会把你的要求和他们的需要联系起来。这可能是某种情况的自然结果，也可能是你会为他们做的事情，比如如果他们给你加薪，你就会成为一名高效的员工。

一般来说，获得奖励或积极结果要比接受消极结果的威胁让人更加有动力。

强化示例
在商店购买牛奶："我很感谢你的帮助，让我想继续在这里购物。"
要求加薪："加薪会让我更愿意继续在这里工作。"
工作五年后要求加薪："足够的加薪会让我觉得自己受到了重视，我想继续为这家公司作贡献。"
对一个经常让你替他代班的人说"不"："如果你能偶尔请别人帮忙，我会很感激的。"
因为生病而拒绝朋友："知道你同意改个时间聚会，我会感觉好多了。"

·练习: 强化他人， 并将其联系在一起

最后，写下一些选项，以强化其他人满足你的要求的能力。

现在，回过头来并将你的第一选择都写在这里。

描述（D）：_____

表达（E）：_____

直言（A）：_____

强化（R）：_____

现在，你有了专属于自己的 DEAR 对话脚本。

保持留心（stay Mindful）

当你在展示你自己的 DEAR 脚本时，有一些事情需要记住。首先，你要牢记你的目标，保持专注和抓住主题。尝试以下技能：

➤ 像一张坏掉的唱片一样，不断地重复你的要求，或一遍又一遍地说"不"。你可以从 DEAR 的第一步开始，也可以选择最重要的部分。用平静的语气一直重复完全同样的话。这将帮助你专注在你的话题上，即使由于另一个人引起了争论或分心时。

➤ 忽略攻击和转移话题。如果对方试图威胁、转移注意力、攻击你或把你甩开，只需要继续重复你的要求就行了。不要被别人的话题带走。被别人牵着鼻子走会使对方在未来更有可能再次使用这种策略。

·练习："坏掉的唱片"活动

人们很难知道在谈话中会出现什么攻击或转移话题的情况。为应对这种情况，先想想你所要求的核心内容。我们用一个要求加薪的例子来假设一下。也许我们的核心内容或我们最希望老板听到的是："我真的相信我值得获得加薪。你会同意吗？"这可以是我们"坏掉的唱片"的声明，如果老板岔开话题了，我们就重复地说。

我所要求的核心内容是什么？

我可以用哪三种不同的方式来表述它？请练习大声说出这些内容，至少 5 次。

表现出自信（Appear confident）

挺直腰杆，昂首挺胸，并进行眼神交流。用你的身体姿势来表达你的自信及你是值得被尊重的。不要小声说话、结巴、坐立不安、表现得不确定或退缩。请注意，如果你并没有真正地感到自信也没关系。只要你表现出来很自信就可以。

·练习： 练习自信

一旦你有了专属于自己的 DEAR 脚本，就在镜子前练习表现得自信。注意你的身体姿势和面部表情。写下任何你认为可能有挑战性的事情，在你进入这种情况之前复习一下。关于我自信的语气和表现需要记住的事情：

协商（Negotiate）

虽然在提出要求时不要道歉或妥协很重要，但有时愿意协商也是有必要的。有时候，可以在不太重要的细节上保持灵活性，前提是你仍然坚持你的要求中对你真正重要的部分。你也可以提出解决问题的其他方法，或者向对方提出关于解决问题的创造性方法的想法。

·练习： 愿意协商

考虑一下，当你还能得到你想要的最重要的部分时，你是否愿意做出妥协，或者你是否愿意做他们要求但不是全部的事情。在空白处写下你愿意提供什么来得到你真正想要的，同时维持这段关系和你的自尊。

下面是一些练习把 DEAR 和 MAN 放在一起的方法：

> 把你的脚本写出来，记住它或者随身携带。
> 大声朗读你的脚本。
> 对着镜子练习，调整你的身姿，练习看起来更自信。
> 请朋友或家人帮助你练习。让他们在一次练习中表现出乐于助人和乐于接受的样子，然后在另一次练习中表现出争论的样子。
> 邀请朋友出去吃饭或喝咖啡。
> 在商店里请一个店员帮忙找东西。
> 询问别人现在几点了。
> 打电话点餐，并要求定制选项。

关 键 信 息

· · · · · · · · · · · · ·

你现在已经学会了 DEAR MAN 的技能，这形成了我们各种关系中有效沟通的技能的基础。由于情绪常常会使我们的沟通陷入无效状态，所以当我们向他人提出要求、拒绝他人的要求或试图保持自己在某个问题上的立场时，坚持这些技能是至关重要的。

本周的要点是：

➢ 我们需要明确地提出我们想要什么或需要什么，因为这会增加我们获得它的机会，也有助于维护我们的自尊。

➢ 表现出自信有助于向他人传达我们值得被尊重的信息。

➢ 坚持自己的立场很重要。

➢ 我们越多地练习 DEAR MAN 技能，我们就会对自己进行有效沟通的能力越有信心。

第十一周

通过认可加强你的人际关系

*Validation is simply acknowledging that our feelings and
perspective make sense if we understand what led to them.*
如果我们理解是什么导致了我们产生的感觉和观点，
"认可"只是承认这些感觉和观点是合理的。

上周，我们学习了在与他人的互动的各种关系中实现目标或目的的技能，无论是提出要求，拒绝要求，还是在与另一个人互动时保持你的立场。这项技能被称为 DEAR MAN，也是在我们有不同的优先事项时进行互动的基础。本周，我们将重点讨论当你的首要任务是维持与对方的关系时，如何进行认可。人们通常认为，如果优先考虑人际关系，那么你就不会坚持你的议程或提出要求。然而，如果一个人在关系中的需求始终没有被满足，那么这种关系最终会受损。本周的目标是要坚持主张自己的需求，同时仍能够认可对方的观点，并保持或改善关系。

为什么认可很重要？

· ·

认可（validation）可以有许多不同的含义，但在这种情况下，它意味着如果你了解背景或环境，就会认识到并承认他人的观点包括感受、想法和行动，是有意义的。即使你完全不同意一个人的观点，你也可以认可或承认他们通过自己的经历拥有自己的观点，以及你了解观点是如何得来的。认可可以实现几件重要的事情，包括让我们与他人更好地互动，让我们更好地成为沟通者，以及让我们更有机会接近他人。

否认往往是善意的

人们并不总是有意要否定他人。有时他们试图鼓励别人，却没有达到目的。其他时候，他们只是不知道你需要什么。我们可以在承认他们的否定是伤人的同时，也可以认可他们正在尽力。你可以做一些事情以此从这些伤害性的否定中恢复过来，不管它是否是有意的。你可以：

➢ 留意你的反应：想法、感受和身体的感觉。

➢ 发现自己将别人的否定变成消极的自我对话，并停止；做好记录并挑战这些想法。

➢ 承认你的反应是合理的。

➢ 告诉支持你的人你的感觉；如果你愿意，问问他们如果站在你的立场会作何反应。

➢ 告诉自己这并不是世界末日。

➢ 提醒自己，他们的行为是由他们的经历造成的。

➢ 努力改变你不太巧妙的反应。

➢ 核对事实，与你信任的人一起，审查情况。

➢ 有目的性地、经常地对自己有同情心。

·练习：　重写你的反应

　　想想当有人说了一些让你感到有点受伤的话时的情景。这个练习将引导你了解它是如何影响你的，你是如何反应的，以及你如何采取更巧妙的应对方法。重写我们消极的自我对话及对自己怀有同情心可以提醒我们的身体和大脑，我们不必相信别人说的那些否定的话。当我们应用这些不同的技能的时候，我们正在大脑中形成新的、自我肯定的路径。按照以下提示进行：

　　情境/别人说的话：

　　你的反应(想法、感受、感觉)：

　　你将其转化为消极的自我对话：

　　写一个克服消极自我对话的挑战：

　　反思一下，为自己做一些怀有同情心的事情：

莱恩汉的六种认可方法

· ·

在第一章中我们就讨论了辩证法。我们了解到，辩证行为疗法的主要辩证是接纳和改变，或者认可和改变。我们了解到莱恩汉在辩证行为疗法中包含认可的主要原因是平衡对改变的关注。当人们被要求转变和改变时，这很容易让他们觉得自己的方式不好，或者不合适。然而，当人们被要求做出改变的同时，感到自己被认可，即他们感到被重视时，这就平衡了改变的要求所带来的影响。

莱恩汉将认可纳入辩证行为疗法的第二个原因是：我们认识到，当我们认可他人时，他们可以以此为例来认可自己。显然，这种平衡动态在治疗中看起来与我们其他关系中不同，但它们仍然很重要。认可不仅改善了我们的沟通和互动，而且还提供了一个环境，让其他人可以感受到自由和安全，放下防御，从而更开放地与我们联系、合作和交流。这不是操纵，而是真实有效地做有效的事。

莱恩汉为我们提供了6种不同的方式来认可他人，这6种方式没有顺序之分。

专注

和另一个人在一起时，全身心地投入对认可他们很有帮助。他们可以看出你是否全神贯注地关注他们，这让他们知道你对他们感兴趣并且认为他们说的话很重要。关掉电视，放下你的书或者手机，不要同时处理多件事。和他们进行眼神交流，并认真倾听。你也可以只是和他们坐在一起，避免让你的肢体语言或面部表情无意中传达出对他们的不认可。专注或全神贯注并不意味着我们同意他说的每一句话，这只是意味着我们正在倾听他们的话，并承认了他们的观点。

· 练习：深入倾听

和一个你认识或正在了解的人坐在一起。问他们一个问题，然后认真地倾听他们的回答。进行眼神交流，在他们说话时略微地靠近他们，不要坐立不安。把你的手机收起来，不要看它。然后在你的笔记本上记录这次谈话，注意互动的过程，全身心地关注这个人是什么感觉，以及他们是如何回应的。当你在听别人说话的时候，试着不要去想你接下来要说什么，或者你要在日记里写什么。

反馈

在这项技能中，你想让对方知道你确实听到了他们在说什么。在不打断的前提下，适当的时候你可以说，"我听得出来你真的很心烦意乱"或者你可以重复一小部分他们所说的话。你的目标是让他们知道你已经听到了他们说的话，你也注意到了他们的情绪。这可能会很棘手，需要一些练习，重要的是不要把你自己的解读或假设混入其中。如果你试图反思，发现自己做得不太对，接受自己的错误而不感到沮丧也是很重要的。

再次强调，你并不一定要同意这个人的观点，你只是让他们知道你听到了他们所说的话。

· 练习： 保持专注（be present）

与朋友或家人，甚至可以和治疗师一起练习这个技能。让他们谈论正在经历的事情。试着注意以下几件事并对其给予反馈：

➤ 故事中对他们来说很重要的部分(例如，"听起来这是忙碌和紧张的一天，你的老板一直在提出要求")。

➤ 他们所表达的情绪(例如，"我听说你感到压力很大，很疲惫，可能感到没有被赏识")。

➤ 他们的希望、愿望或挫折(例如，"听起来你做得很好，需要一些鼓励")。

记住，要对犯错持包容态度。如果你的评论似乎没有在点上，那就温柔地询问："我是错过了一些什么吗?"

推测别人的想法

推测别人的想法有时是对前面的技能的扩展或深化。在探究别人的想法时，你应该

131

要考虑你对当时的情境了解多少，考虑你所看到的他们的情绪、表情、肢体语言，考虑人们通常如何应对这类事件(例如，家人去世)及你对这个人的了解。然后，你会做一个推断，对他们可能的感受有了一个合理的猜想。让别人来猜测你的感受，而不必说出来，这是非常令人鼓舞和值得肯定的。然而，我们很有可能弄错。因此，重要的是要：

➤ 谨慎地提出你的想法，不要表现得好像你在告诉对方他们的感受。

➤ 要谨慎并对犯错持包容态度，不要自以为知道他们的感受和意图。

注意：正如我们在正念中讨论的，除非别人告诉我们，否则我们永远无法确定别人在想什么或别人的感受是什么。我们也不能指望别人知道我们的想法或感觉，除非我们告诉他们。这种程度的认可只是为了表明我们倾听得足够充分，可以建立一些联系，足够关心他们，试图理解他们告诉我们的内容。我们随时准备接受别人告知我们，我们的猜测并不完全正确。

· 练习：推测别人的想法的反思

想一想当别人没有考虑到你的感受而做出了影响你的决定时，或者当其他人(错误地)认为他们知道你的想法或感受时，你是什么感觉，并写下一些想法，关于他们如何以一种不同的、更有效的方式来了解你的感受。考虑一下当你试图通过推测别人的想法去认可他们的时候如何使用这些方法。

了解别人的过去

这种认可的方式的目标是让人们知道，根据他们的过去和经历，你可以理解他们的反应、想法、感受和行动是合理的。这意味着一种理解，即任何事情都有起因。一个人的过去或经历过的事情很容易导致特定的反应。例如，一个有健康问题的人可能很容易感到疲劳，或者一个有恐怖或创伤经历的人可能对惊喜没有很好的反应；一个生活在多雨地方的人可能会随身携带着一把伞，而一个在食物稀缺地方的人不太可能扔掉哪怕一丁点食物。

注意：承认某些反应是由过去的经历引起的，并不意味着这些反应是固定的或不可改变的。即使我们已经很长一段时间内都以某种方式反应，我们仍然可以学习新的反应方式。

·练习：　在特定情景中理解一个人

想想你很熟悉的某个人，试着想想他们的一些典型反应。你能把他们独特的反应或处事方式与他们的经历或他们的独特特征联系起来吗？写下你的想法。然后考虑一下你自己应对情况的一些方式，看看你是否能用这种方式来理解它们。

确认认可

虽然根据你自己过去的经历，被认可是强有力的，但更强有力的被认可是，因为你的反应是绝对或普遍有效的，或者说它完全符合事实。通过说出一个人的感受来认可他是有意义的，"任何人在你的立场上都会有这样的感受"，这句话是非常有力的，将这种认可付诸行动会使其更有力量。试想以下情境，有人对你说："你明明知道我一大早就要去上班，却把我的车堵在里面，这真的让我很烦恼。"你说："你说得对。我没想到那会有多不方便。我现在就把我的车挪开，确保以后不会再这样做了。"（认可的方式），而不是说"你为什么不拿我的钥匙，把我的车挪开呢？"（不认可的方式）。通过承认和解决这个问题，你已经双重认可了他们的观点。

· 练习： 理解人们典型的反应

想一想你曾经对其他人产生过共鸣、理解和同情的时候，他们的感受有多糟糕。想象一下如果你处于同样的情况下，你会有什么样的感觉。在横线上写下让你产生这种感觉的一些情况。然后写下你可以说什么或做什么，让对方感受到你的认可。请注意：仅仅因为你想认可别人，就为他们解决问题并不是合适或必要的。

【示例】

情境：同事的孩子在家里生病了。

我可以说或者做："你一定很担心吧？你回家吧，今晚我来做收尾工作。"

情境：

我可以说或者做：

情境：

我可以说或者做：

情境：

我可以说或者做：

表现出平等/全然的真诚

要专注，要真实，并展现出真诚的回应。作为辩证行为疗法的治疗师，这是一个重要的原则。辩证行为疗法治疗师著名的特点是对人们分享的事情展示真实的反应，而不是刻板的、冷静的、"治疗师般"的反应。你也可以在生活中的许多人际关系中这样做。向人们展示你认为自己和他们是平等的，而不是与他们分隔或比他们更优越，这样可以让他们感到被认可。

·练习：　全然的真诚和真实

在你的生活中，你能想到谁对你平等相待，谁对你表现出优越感吗？你会对谁做同样的事情？关于如何在日常生活中平等地对待你所见到的人，包括朋友、家人、同事、同学、服务工作者和公职人员，写下你的一些想法。看看你是否能通过"关注"他们来让他们的一天变得更美好。一定要记录下你的经历，以后再回过头来看，记住这些经历是什么样的。

关 键 信 息

· · · · · · · · · · · · ·

　　认可不仅是辩证行为疗法的重要组成部分，也是我们想要保持和改善任何关系的关键。人际关系是很难维持的，需要改变和经营，而认可对于平衡这项艰难的工作至关重要。它也使我们能够鼓励他人和自己，并为我们的脆弱和冒险创造了空间。如果没有脆弱和风险，就不能有亲近和亲密。莱恩汉为我们提供了六种不同的方法来认可他人，因为一些人还没有太多认可别人或被别人认可的经验。我们可以从痛苦的否定中恢复过来，并学会认可自己和他人。

　　本周的要点是：

　　➤ 认可不是同意；它只说明我们正在关注别人。

　　➤ 当别人是错误的时候，你不必接受他们的否定。

　　➤ 你可以通过承认自己的感受、重新构建自我批评、获得朋友的支持，以及善待自己来学会认可自己。

　　➤ 真诚和重视别人的真诚是最有力的两种认可方式。

第十二周

通过人际效能成为一个更好的沟通者

Relationships and self-respect go together;
it's hard to have one without the other
人际关系和自尊是相辅相成的；两者缺一不可。

在第十周，我们介绍了 DEAR MAN 技能，也被称为目标(目的)有效性的技能。DEAR MAN 技能指导我们使用语言和语气，从而增加成功寻求和得到需要的东西的机会，或拒绝别人的要求的机会。它也有助于我们在讨论中保持自己的立场或观点。

当我们有不同的优先事项时，如加强关系或维持我们的自尊，DEAR MAN 技能为我们提供了讨论的基础。当我们的优先事项是维持或加强关系时，我们可以加入 GIVE 技能，这项技能侧重于认可对方。如果维持自尊是我们的优先事项，我们的语气和态度就会受到 FAST 技能的指导，这确保我们在互动后对自己处理事情的方式感觉良好。在本周中我们将学习和练习 GIVE 技能和 FAST 技能。

使用 GIVE 技能来加强人际关系

∙∙∙∙∙∙∙∙∙∙∙∙∙∙∙∙∙∙∙∙∙∙∙∙∙∙∙∙∙∙∙∙∙

GIVE 是 be gentle（温柔）、act interested（表现出兴趣）、validate（认可）和 use an easy manner（使用一种轻松的方式）的缩写词。当我们的优先事项是关系的有效性时，或者对我们来说最重要的是在保护关系的同时实现我们的目标时，我们把 GIVE 技能加入 DEAR MAN 技能中。如果这是我们的首要任务，我们可能会问："在这次互动之后，我希望对方对我有什么感觉？这是否比得到我想要的东西更重要？"在使用 GIVE 技能后，我们增加了两件事发生的机会：我们得到了我们想要的东西，对方也像之前一样或更喜欢或尊重我们。

与 MAN 技能类似的是，这些技能更多的是关于我们沟通的语气，而不是我们实际说的话，尽管这些内容也很重要。

注意：我们不能总是把关系放在首位。冒着被拒绝或不被赞同的风险可能很可怕，但是如果我们总是牺牲个人需求或需要来维持和平，这段关系最终会变得很不平衡，以至于无法继续。我们必须在短期目标（和平与和谐）和长期目标（两个人的健康和平衡）之间取得平衡。

温柔（be Gentle）

在语气和行事风格上，要尊重、友善，不要太苛刻。避免威胁、不尊重、评判和言语攻击。经常直接表达愤怒很难让别人愿意与你相处。应该避免以任何明示的或隐晦的威胁来达到自己的目的——它们可能会让人暂时屈服，但它们不会长期有效。试着保持在当下，即使是在痛苦的时候，或者你没有得到你希望的东西的时候。此外，不要进行指责、贬低、蔑视和内疚的表达。要防止进行评判，就像在正念中一样，试着观察和描述问题，而不做评判、解读或坚持认为自己知道他们的意图。即使有时候需要指出问题，也可以用尊重和温和的方式进行，只陈述事实。

注意：如果存在危险的动态因素，或者你正试图摆脱一段有害的关系，请寻求专业支持和指导。请查阅书后的资源部分。

表现出兴趣（act Interested）

如果你想让别人听取你的观点，那么你也应该倾听他们的观点，表达出对他们的意见和观点感兴趣，期待双方的讨论。如果他们的观点是反对或拒绝，也要对其中的原因表示感兴趣。不要假设你知道他们在想什么，询问、倾听他们的回答。不要打断或抢白。要有耐心并愿意在他们需要的情况下选择另外的时间进行对话。

在现实中，你可能并不总是对别人的发言感兴趣，这也没关系。你仍然可以选择倾听，因为这对他们来说很重要，让他们知道自己很重要将促使你们建立积极的关系。

认可（Validate）

上周我们详细介绍了认可，它对保持和改善我们的关系非常重要，所以我们在这里重申一下。保持关系不只是为了得到我们想要的东西，而是以适合我们彼此角色的方式与他人互动和联系。我们认可对方，这样他们就知道我们理解他们的立场。这并不意味着我们一定同意或享有相同的观点。我们可以认可他们为什么会有某种感受，但仍然不同意他们的想法或感受。例如，我们可以理解他们为什么发脾气，同时希望他们能找到一种不同的方式来表达。

当我们认可他人时，最有效的方法是使用语言及语气、姿势、面部表情和行动来表达。

使用一种轻松的方式（use an Easy manner）

最后，当我们专注于改善或维持关系时，使用一种轻松的方式是非常有帮助的。如果我们能使用微笑、幽默并保持轻松的氛围，将帮助我们更顺利地满足我们的需求。交际技巧和舒缓的情绪可以减少紧张和防御心理。没有人愿意被逼迫或被威胁着去合作。让人们对与你共事感觉良好是一项很重要的技能。你可以在尊重和认可他们的观点的同时这么做。

· 练习： 使用 GIVE 技能

回到第十周你设定的情景。如果你的优先事项是人际关系，你的 DEAR MAN 技能可能会有什么不同。写下你在这种情况下使用 GIVE 技能可以做的一些事情。

温柔(G)： _____

_____

_____

表现出兴趣(I)： _____

_____

_____

认可(V)： _____

_____

_____

使用一种轻松的方式(E)： _____

_____

_____

使用 FAST 技能维持你的自尊

如果你的优先事项是自尊效能，那么你要问的问题就是："在互动结束后，我希望对自己有什么感觉?"FAST 是 be fair(公平)、no apologies(不过度道歉)、stick to your values(坚持自己的价值观)和 be truthful(真实)的缩写词。FAST 技能是为我们在使用 DEAR MAN 技能时希望对自己的处理方式感到满意而设计的。有时，当人们表现出"过多的情绪"，如落泪、紧张或愤怒时，就会觉得自己失去了自尊。还有人在被要求轻易让步或被要求很高时，也会有这样的感觉。

无论我们的首要任务是什么，自尊是我们在每一次互动中都应该保持的。通常情况下，我可能会倾向于在完全不维护自尊或者过度保护自尊的情况下，采取过于极端的方式。我们使用 FAST 技能的目标是既维持我们的自尊，又能有效地获得我们想要的内容。

公平(be Fair)

对自己和对方都公平对待是很重要的。长期占别人的便宜会削弱你的自尊心。反之如果你总是在你想要或需要的东西上让步，让别人占你的便宜，你的自尊心也会受到伤害。要在捍卫自己和尊重他人的意愿之间取得平衡。

不过度道歉(no Apologies)

不要过度道歉。为自己的存在、占用空间、发表意见或要求某个食物而道歉的冲动基本上是没有必要的。如果你为提出要求而道歉，这意味着你的要求是错的，这会削弱你的自尊。过度的道歉也可能损害人际关系，表现得好像你不配这样，可能只会让其他人慢慢地相信这种错误。

注意：如果需要用道歉来修复关系，那么很可能是另一种不同的对话。如果你觉得这个对话需要在 FAST 对话之前，请写一个单独的草稿。如果道歉确实是当时的目标，那么道歉就应该是具体和简洁的，而不应过度。

坚持你的价值观（Stick to your values）

要知道什么对你来说是重要的，并坚持下去。这不是刻板，而是要按照你自己的价值观和道德标准来生活。在一段关系中，有时两个人的价值观之间会发生冲突。有时候，我们必须选择是否调整我们的价值观来维持这段关系。有时候，你可能会觉得境况可以解释这一点。要知道，随着时间的推移，一直把自己的价值观放在次要地位会损害你的自尊，并最终破坏一段关系。考虑一下你的价值观是否经常被忽视。如果这不只是偶尔发生，就必须在互动中注意增强你的自尊，确保你的价值观指导你的行动，这很重要。

真实（be Truthful）

即使是在微小的方面，不诚实也可能削弱你的自尊心。如果你当下得到了你想要的东西，这似乎并不重要，但是当你没有得到你想要的东西时，撒或大或小的谎、表现得无助及夸大其词都会降低你的自尊心。不诚实和虚假的无助感是我们在第九周讨论的培养掌控感的对立面。

如果你过去一直依靠各种形式的不诚实来减少冲突和不适，那就没有什么好评判的了。它可能帮助你暂时感觉更好或避免困难。然而，由于我们现在的目标是有效地维护我们的自尊和我们的人际关系，那么远离不诚实是很重要的，因为它会削弱这两者。

· 练习： 使用 FAST 技能

在与他人的互动中，你做过哪些不利于你自尊的事情？你可以尝试用什么来改善这些互动呢？回到我们在第十周的 GIVE 练习中设定的情境，如果在那个情况下你优先考虑的是自尊，你将如何运用每一个 FAST 技能？

公平（F）： ....

....

....

不过度道歉（A）： ....

坚持你的价值观（S）：

真实（T）：

综合运用 GIVE 技能、FAST 技能、DEAR MAN 技能

为了使关系保持平衡，我们需要考虑双方在互动中的需求。当我们为自己提出要求时，我们要考虑这个要求将如何影响对方。反之亦然。我们也要一直努力保持自尊，但不能以持续牺牲我们的人际关系或目标为代价。

当我们使用 DEAR MAN 技能来描述我们的愿望时，我们很少只单独使用 GIVE 技能和 FAST 技能其中的一种而摒弃另一种，两者可以兼而有之。当我们坚定地使用 FAST 技能时，如果我们以一种温和与肯定的方式来进行，效果会更好。在平衡它们时，我们的核心要求可能是：

➢ 工作五年后要求加薪："我知道公司的财务状况在过去几年很紧张，但是对我来说，我的贡献得到认可和奖励也很重要。"

或者

➢ 对一个经常要求你为其代班的人说"不"："我知道你和其他人不太熟，提这个要求可能让你感到胆怯，但有时候我真的需要你问一下我以外的人。"

· 练习： GIVE 技能和 FAST 技能

回到我们第十周的情境，你将如何同时使用 GIVE 技能和 FAST 技能来表达你的核心请求？

我的底线要求/我真正想要的是：

我如何用 GIVE 技能和 FAST 技能表达：

关 键 信 息

· · · · · · · · · · · · ·

在最后一周的课程中，我们学习了人际效能的其他核心技能。GIVE 技能是当保持或加强关系为首要考虑的事项时使用的，FAST 技能是当保持自尊为首要考虑的事项时使用的。

然而，当需要与人有效互动时，我们在大多数情况下会同时使用这两种技能。在大多数情况下，保持温和、感兴趣、认可是与人建立联系的有效方式，尤其是在表达一些困难的事情时。与此同时，保持公平、不过度道歉、坚持自己的价值观、真实是不会出错的，即使你的重点是使用温柔的方式。建立与你的价值观和目标一致的人际关系，以尊重、公平和认可来对待自己和他人，这是朝着有价值的生活迈进的关键部分。

注意：无论你的沟通技巧多么有效或熟练，事情都不会总是按照你所希望的方式进行，有时候环境或其他人就是不配合。然而，在很多的互动中，这些技巧将增加事情顺利进展的机会。

本周的要点是：

➢ 有效的沟通需要清楚地知道你想要什么。

➢ 有效的沟通需要练习。

➢ 你不能强迫别人合作，但你可以通过清晰的沟通来增加获得你想要的东西的机会。

➢ 如果你采取智慧心念的模式，人际交往会更顺利。因为智慧心念或平衡我们的理性和情绪，对我们的行动充满信心，始终是我们在辩证行为疗法和生活中的目标。

接下来的十二周及以后

当你回顾在过去十二周中我们共同走过的旅程时，我希望你能看到一些进展和主题的出现。本书这样的手册只是粗略地介绍了辩证行为疗法的表面内容，但已经展示了最重要的组成部分。这些不是杂乱无章的概念和随意的技能，而是让你迈向有价值的生活的路线图。

这些技能主要分为两类：帮助你改变事情或解决妨碍你想要生活的问题的技能，以及帮助你接受和容忍那些不能改变或暂时不能改变的事情的技能。我们经常以重复那些应该改变的行为模式而告终，拒绝接受我们希望有所不同的事物，结果是我们一直被困在混乱和痛苦之中。

通过这本书的学习，可以帮助你发现过去采用的可能有问题的应对方式，学习一些新的应对方式，并开始建立你对自己熟练运用这些技能的信心。我强烈建议你继续在日记中记录，并在需要的时候再次回顾这些技能和练习。有些技能，比如相反的行动、正念、愿意和 DEAR MAN，可以每天使用。还有一些技能，比如危机生存技能，是当你处于真正困难的临时危机时的理想选择。然而，其他一些技能，比如积累积极情绪和培养掌控感，将会是你朝着基于自己的价值观和目标的生活前进路上的长期目标的一部分。

在拥抱一种新的、有技巧的生活方式中，可以发现更多奥秘。无论你是通过其他书籍或在线资源自己学习，还是决定寻找辩证行为疗法或其他治疗师，我真诚地希望你会发现这些技能和新的思维方式可以改变生活，正如它们已经改变的许多人一样。

感谢你和我共度这段时光。祝愿你一切顺利。

资　　源

寻找辩证行为疗法治疗师

Behavioral Tech，a Linehan Institute Training Company：
BehavioralTech. org/resources/find-a-therapist

DBT-Linehan Board of Certification：DBT-LBC. org/index. php？page＝101163

DBT Provider Directory：DBT Providers. com

Psychology Today：Search the "Find a Therapist" tool for DBT therapists in your area. Ask about their training before scheduling an appointment. Psychology Today. com/us/therapists

危机热线

以下为原著中提及的美国危机热线
Crisis Text Line(危机短信热线)
Text 741741

National Domestic Violence Hotline（美国家庭暴力热线）
1-800-799-SAFE（7233）
TTY 1-800-787-3224
SMS：Text START to 88788

National Sexual Assault Hotline—RAINN（美国性侵热线）
1-800-656-HOPE（4673）

National Suicide Prevention Lifeline（美国预防自杀生命线）
1-800-273-TALK（8255）

The Trevor Project（LGBTQ Support）（特雷弗计划(性少数群体支持)）
1-866-488-7386

Trans Lifeline（交通热线）
US：1-877-565-8860
Canada：1-877-330-6366

网站

Behavioral Tech—A Linehan Institute Training Company：BehavioralTech. com

DBT Self Help：DBT SelfHelp. com

"Learning to Celebrate Neurodiversity in Mindfulness"article：Mindful. org/learning-to-celebrate-neurodiversity-in-mindfulness

提供给用户的播客

DBT & Me：Open. Spotify. com/show/0q4Ri6Mc8npuq3qZk1ONRV

DBT Weekly：Podcasts. Apple. com/us/podcast/DBT-weekly/id1460055048

The Skillful Podcast：Podcasts. Apple. com/us/podcast/the-skillful-podcast/id1461774020

YouTube 系列

DBT-RU：DBT skills are explained by Shireen Rizvi at Rutgers University.

YouTube. com/channel/UC7lKAPBLpZzXk3AZbG_ BAQQ

Linehan on DBT：YouTube. com/watch？v = G08IYl2DAMg&dist = PL _ L7KEOxOeQ _ gwUQX8ExtaIt3jSm8XYbK&t = 0s

冥想 App

Calm：Calm. com
Headspace：Headspace. com
Insight Timer：InsightTimer. com
Waking Up：WakingUp. com

练习手册

DBT Skills Training Handouts and Worksheets（Second Edition）by Marsha M. Linehan（简体中文版本为：《辩证行为疗法情绪调节手册：讲义与练习单》，玛莎·莱恩汉 著）

The Dialectical Behavior Therapy Skills Workbook：*Practical DBT Exercises for Learning Mindfulness*，*Interpersonal Effectiveness*，*Emotion Regulation*，*and Distress Tolerance* by Matthew McKay，Jeffrey C. Wood and Jeffrey Brantley（简体中文版本为：《辩证行为疗法：掌握正念、改善人际效能、调节情绪和承受痛苦的技巧》，马修·麦克凯，杰弗里·伍德，杰弗里·布兰特里 著）

The Expanded Dialectical Behavior Therapy Skills Training Manual：*DBT for Self-Help*，*and Individual & Group Treatment Settings*（Second Edition）by Lane Pederson and Cortney Pederson

提供给用户及其家人的书籍

DBT Skills Training Manual（Second Edition）by Marsha M. Linehan（（简体中文版本为：《辩证行为疗法情绪调节手册：标准技能训练手册》，玛莎·莱恩汉 著））

Loving Someone with Borderline Personality Disorder：How to Keep Out-of-Control Emotions from Destroying Your Relationship by Shari Y. Manning

The Mindfulness Solution for Intense Emotions：Take Control of Borderline Personality Disorder with DBT by Cedar R. Koons

Trauma-Sensitive Mindfulness：Practices for Safe and Transformative Healing by David A. Treleaven

中国心理危机服务资源①

部分代表性心理门诊信息/心理援助热线

北京精神卫生中心 (北京大学第六医院)
地址：北京市海淀区花园北路 51 号
官方网址：http://www.pkuh6.cn/
心理热线：010-82801984/1936

首都医科大学附属北京安定医院
地址：北京市西城区德胜门外安康胡同 5 号
官方网址：http://www.bjad.com.cn/
心理热线：010-58303000

北京回龙观医院
地址：北京市昌平区回龙观镇
官方网址：http://www.bhlgh.com/
心理热线：010-62715511

北京心理危机研究与干预中心 (北京市心理援助热线)
官方网址：http://www.crisis.org.cn/Home/Index
心理热线：010-829513332 (手机)、800-810-1117 (座机)

---

① 因篇幅限制，本书仅列出国内部分代表性心理危机服务资源，此外不同地区上尚有多家卫生机构提供心理援助服务，如有需要可自行寻求帮助。

天津精神卫生中心(天津市安定医院)

地址：天津市河西区柳林街 13 号

官方网址：http://www.tmu.edu.cn/jswszx/

心理热线：022-88188858

上海市精神卫生中心

地址：上海市闵行区沪闵路 3210 号

官方网址：http://www.smhc.org.cn/

心理热线：021-64901737

上海市同济医院

地址：上海市普陀区新村路 389 号

官方网址：https://www.tongjihospital.com.cn/

心理热线：021-56051080

广州市惠爱医院

地址：广东省广州市荔湾区明心路 36 号

官方网址：https://www.gzbrain.cn/

心理热线：020-81580392

武汉大学人民医院

地址：湖北省武汉市武昌区张之洞路

官方网址：http://www.rmhospital.com/

心理热线：027-88041911

武汉市精神卫生中心(武汉市心理医院)

地址：湖北省武汉市硚口区游艺路 70 号、湖北省江岸区工农兵路 125 号

官方网址：http://www.chinapsy.com/

心理热线：027-85844666(武汉市"心心语"心理援助热线)

中南大学湘雅二医院

地址：湖南省长沙市芙蓉区人民中路 139 号

官方网址：http://www.xyeyy.com/

心理热线：0731-85295888

南京脑科医院

地址：江苏省南京市鼓楼区广州路 264 号

官方网址：http://www.c-nbh.com/

心理热线：025-82296000

四川大学华西医院

地址：四川省成都市武侯区国学巷 37 号

官方网址：https://www.wchscu.cn/index.html

心理热线：028-85422114

重庆医科大学附属第一医院

地址：重庆市渝中区袁家岗友谊路 1 号

官方网址：http://www.hospital-cqmu.com/

心理热线：023-68811

其他心理援助热线

青少年心理咨询热线：12355

妇女儿童心理咨询热线：12338

心理卫生热线：12320

参 考 文 献

序

"Core Evidence and Research." Behavioral Tech. ［EB/OL］. ［2021-12-01］. behavior-altech. org/research/evidence.

第一章

Linehan, Marsha M. Cognitive-Behavioral Treatment of Borderline Personality Disorder［M］. New York：The Guilford Press, 1993.

Rathus, Jill H., Alec L. Miller. DBT Skills Manual for Adolescents［M］. New York：The Guilford Press, 2014.

Swenson, Charles R. DBT Principles in Action：Acceptance, Change, and Dialectics［M］. New York：The Guilford Press, 2018.

第二章

Chapman, Alexander L. Dialectical Behavior Therapy：Current Indications and Unique Elements［J/OL］. Psychiatry, 2006, 3（9）：62-68. ［2006-09］. ncbi. nlm. nih .gov/pmc/articles/PMC2963469.

Collins, Nathan. Mental Rehearsal Prepares Our Minds for Real-World Action, Stanford Researchers Find［J/OL］. Stanford News, ［2018-02-15］. stanford.edu/2018/02/15/mental-rehearsal-might-prepare-minds-action.

Dean, Jeremy. Mental Practice Makes Perfect［EB/OL］. PsyBlog（blog）, ［2013-03-05］. spring.org.uk/2013/03/mental-practice-makes-perfect.php.

RCT and Non-RCT Summaries〔EB/OL〕.〔2021-10-21〕. behavioraltech. org/research/ evidence.

Salsman，Nicholas L.，Marsha M. Linehan. Dialectical-Behavioral Therapy for Borde-rline Personality Disorder〔J/OL〕. Primary Psychiatry，2006，13（5）：51-58〔2006-05〕. researchgate. net/publication/228693753_Dialectical-behavioral_therapy_for_borderline_per-sonality_disorder.

第三周

Greenland，Susan Kaiser. A Mindfulness Practice to Notice the Mind-Body Connection〔EB/OL〕.〔2019-08-07〕. mindful. org/a-mindfulness-practice-to-notice-the-mind-body-connection.

Mayo Clinic Staff. Mindfulness Exercises〔EB/OL〕.〔2020-09-15〕. mayoclinic. org/ healthy-lifestyle/consumer-health/in-depth/mindfulness-exercises/art-20046356.

Mrazek，Michael D.，Michael S. Franklin，et al. Mindfulness Training Improves Working Memory Capacity and GRE Performance While Reducing Mind Wandering〔J/OL〕. Psychological Science，2013，24(5)：776-781〔2013-05〕. doi.org/10.1177/0956797612459659.

O'Brien，Melissa. How to Use Mindfulness to Work with Dificult Emotions：A Six-Step Process〔EB/OL〕.〔2014-06-13〕. everyday-mindfulness. org/how-to-use-mindfulness-to-work-with-dificult-emotions-a-six-step-process.

第六周

Kabat-Zinn，Jon. Full Catastrophe Living：Using the Wisdom of Your Body and Mind to Face Stress，Pain，and Illness〔M〕. New York：Bantam Books，2013.

Linehan，Marsha M. DBT Skills Training Manual〔M〕. New York：The Guilford Press，2015.

第七周

Robinson，Bryan E. The 90-Second Rule That Builds Self-Control〔J/OL〕. Psychology Today.〔2020-04-26〕. psychologytoday.com/ca/blog/the-right-mindset/202004/the-90-second-rule-builds-self-control.

The Role of Emotion Regulation in DBT（Part 1）［J/OL］. Behavioral Tech. ［2019-04-08］. behavioraltech.org/role-of-emotion-regulation-DBT-part-1.

其他参考文献

Koerner，Kelly. Doing Dialectical Behavior Therapy：A Practical Guide［M］. New York：The Guilford Press，2011.

Linehan，Marsha M. DBT Skills Training Handouts and Worksheets［M］. New York：The Guilford Press，2014.

McKay，Matthew，Jeffrey C. Wood，Jeffrey Brantley. The Dialectical Behavior Therapy Skills Workbook：Practical DBT Exercises for Learning Mindfulness，Interpersonal Effectiveness，Emotion Regulation，and Distress Tolerance. Oakland［M］. CA：New Harbinger Publications，2019.

Pederson，Lane and Cortney Sidwell Pederson. The Expanded Dialectical Behavior Therapy Skills Training Manual：DBT for Self-Help，and Individual & Group Treatment Settings［M］. 2nd ed. Eau Claire，WI：PESI Publishing & Media，2020.

词 汇 表

A

ABC PLEASE 一种降低情绪脆弱性的技能，是 accumulate positives（积累积极情绪）、build mastery（培养掌控感）、cope ahead（提前应对）、physical illness manage（管理身体疾病）、balanced eating（均衡饮食）、avoid mood-altering substances（避免使用影响情绪的物质）、balanced sleep（均衡睡眠）和 exercise（锻炼）的英文缩写

acceptance 接纳

ACCEPIS 一种转移注意力的技能，是 activities（活动）、contributions（贡献）、emotions（情绪）、pushing away（摒弃）、thoughts（想法）和 sensations（感觉）的英文缩写
Adherent DBT 黏性辩证行为疗法
adolescents 青少年
anger 愤怒

B

behavioral dysregulation 行为调节困难
biosocial theory 生物社会理论
body scanning 身体扫描
Borderline Personality Disorder（BPD）边缘型人格障碍

C

capabilities 能力

chain analysis 链锁分析

Cognitive Behavioral Therapy（CBT）认知行为疗法

cognitive dysregulation 认知调节困难

cold-water plunge 冷水浸泡

comprehensive DBT 综合辩证行为疗法

concentration meditation 专注性冥想

concentrative mindfulness 专注性正念

confidence 自信

crisis survival skills 危机生存技能

crisis 危机

D

DEAR MAN skills 如你所愿，一种帮助我们有效地实现目标的人际关系技能，DEAR 是 describe（描述）、express（表达）、assert（直言）和 reinforce（强化）四个步骤的英文首字母缩写，MAN 是 staying mindful（保持留心）、appear confident（表现出自信）和 negotiation（协商）的英文缩写

Dialectical Behavioral Therapy（DBT）辩证行为疗法

dialectic 辩证

disgust 厌恶

distress 痛苦

distress tolerance 痛苦忍受

double pros-and-cons list 双重利弊清单

dysregulation 调节困难

E

effectively 有效地

emotional self 情绪的自我

emotion mind 情绪心念

emotion regulation 情绪调节

emotion dysregulation 情绪调节困难

envy 羡慕

F

FAST skills，一种促进自尊的人际关系技能，是 be fair（公平）、no apologies（不过度道歉）、stick to your values（坚持自己的价值观）和 be truthful（真实）的英文缩写

five senses 五官感觉

full DBT 完整的辩证行为疗法

G

generalization of knowledge 知识推广

generative mindfulness 生成性正念

GIVE skills 一种加强人际关系的技能，是 be gentle（温柔）、act interested（表现出兴趣）、validate（认可）和 use an easy manner（使用一种轻松的方式）的英文缩写

guilt 负罪感

I

IMPROVE skills 改善技能，一种帮助我们改善当下情况的技能，是 imagery（意象）、meaning（意义）、prayer（祈祷）、relaxation（放松）、one thing in the moment（一次只做一件事）、vacation（休假）和 encouragement（鼓励）的英文缩写

individual therapy 个体疗法

intensively trained team 强化训练团队

interoception 内感作用

interpersonal effectiveness 人际效能

interpersonal dysregulation 人际调节困难

interpretations 解读

invalidating environments 无效的环境

J

jealousy 嫉妒

L

loving kindness meditation 慈爱冥想

M

meditation 冥想

mind-body connection 身心连接

mindfulness 正念

N

nervous system overload 神经系统超负荷

O

observing 观察

one-mindfulness 专一

one-mindfully 专一地

P

participating 参与

pre-treatment 预备疗程

primary emotions 主要情绪

progressive muscle relaxation 渐进式肌肉放松

R

radical acceptance 全然接纳

reasonable mind 理性心念

reality acceptance 接纳现实

reasoning self 理性的自我

receptive mindfulness 接受性正念

receptive mindfulness meditation 接受性正念冥想

reflection meditation 反思性冥想

reflective mindfulness 反思性正念

rehearsal 排练，演习

relaxation 放松

rigid thinking 僵化思维

S

secondary emotions 次要情绪

self-respect 自尊

self-dysregulation 自我调节困难

shame 羞耻感

STOP skills 停顿技能，一种为处理危机冲动争取时间的技能，是 stop（停止）、take a step back（后退一步）、observe（观察）和 proceed mindfully（谨慎地处理）的英文缩写

systems perspective 系统视角

T

TIP skills 快速降低神经兴奋性的痛苦忍受技能，是 temperature（温度）、intense exercise（高强度的运动）、paced breathing（有节奏的呼吸）和 paired muscle relaxation（配对式肌肉放松）的英文缩写

V

validation 认可

W

willingness 愿意

willfulness 执意

wise mind 智慧心念

wise self 明智的自我

致　谢

　　如果没有全球的辩证行为疗法团队的支持，我将无法用文字描述出辩证行为疗法。他们非常慷慨也乐意分享知识与合作，令人不得不佩服。如果没有过去和现在的团队，我也不会成为一名治疗师，我的团队成员包括：伊恩（Iain）、梅林达医生（Doc Melinda）、凯蒂（Katie）、安（Ann）、金（Kim）、莫莉（Molly）、卡梅伦（Cameron）、杰米（Jamie）与布兰妮（Britney）、苏珊 L 博士（Dr. Susan L）、苏珊 S-F（Susan S-F）和大卫（David）。谢谢你们把你们的见解和言辞让我使用。

——瓦莱丽·邓恩·麦克比（Valerie Dunn McBee）